让我们站在更高的角度，
看待疾病、生命和未来。

聊聊宫颈癌前病变那些事儿

刘彦春　李　娟　主编

刘奇佳　刘智佳　孙佳伊　副主编

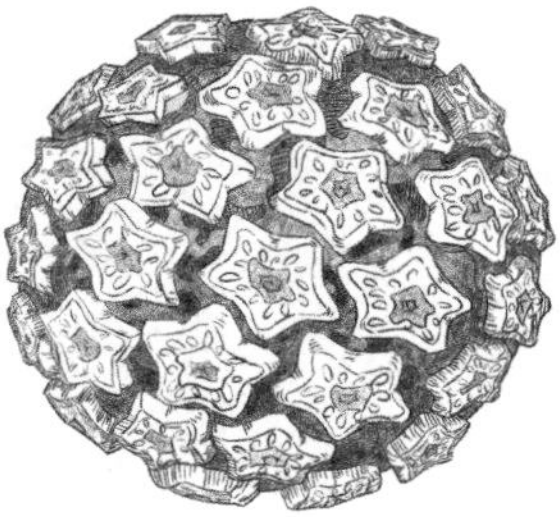

科学技术文献出版社
SCIENTIFIC AND TECHNICAL DOCUMENTATION PRESS
·北京·

图书在版编目(CIP)数据

聊聊宫颈癌前病变那些事儿 / 刘彦春，李娟主编．—北京：科学技术文献出版社，(2024. 1重印)

ISBN 978-7-5235-0174-0

Ⅰ．①聊… Ⅱ．①刘… ②李… Ⅲ．①子宫颈疾病—癌—防治 Ⅳ．① R737.33

中国国家版本馆 CIP 数据核字（2023）第 065656 号

聊聊宫颈癌前病变那些事儿

策划编辑：王黛君 责任编辑：王黛君 宋嘉婧 责任校对：张吲哚 责任出版：张志平

出 版 者	科学技术文献出版社
地 址	北京市复兴路15号 邮编 100038
编 务 部	（010）58882938，58882087（传真）
发 行 部	（010）58882905，58882868（传真）
邮 购 部	（010）58882873
官方网址	www.stdp.com.cn
发 行 者	科学技术文献出版社发行 全国各地新华书店经销
印 刷 者	北京虎彩文化传播有限公司
版 次	2023 年 8 月第 1 版 2024 年 1 月第 2 次印刷
开 本	880 × 1230 1/32
字 数	118千
印 张	6.5
书 号	ISBN 978-7-5235-0174-0
定 价	49.80元

推荐序 ①

认识刘彦春主任是在2004年，我们一起参加了由国家教育部人事司和高等教育司联合举办的为期十天的“循证医学理论与实践教师讲习班”，当时来自中医院校的学员只有我一人。课间讨论时，常常会与西医学员争论中医的科学性，我的观点往往只有一位西医学员支持，那就是刘彦春。结业时我们成了好友，互留了联系方式。此后，我在南京，她在北京，各忙各的，偶有问候。2006年我因工作关系，调到北京的中国中医科学院研究生院。虽都在同一城市，但因工作越来越忙，加上联系方式的改变，未再联系。2011年研究生院受北京市中医管理局的委托，举办了首届西学中高级研究班，我是班主任，她是学员。分别七年后再相见，真是激动无比！感慨万千！缘分让我们再次相聚。

西学中班的一年脱产学习，让我对她的了解更深了。可以用本真、率性、热情、好学这八个字来形容她。最感动我的是她的求知欲和助人欲，这种特质，决定了她能成为一位优秀的医生。这么多年来，不管中医还是西医，她一直在医学的学习路上、探索路上，如饥似渴，甚至不顾自己的健康。

努力总是会有回报的，多年的临床观察、研究，刘主任探索出了一整套治疗宫颈 HPV 感染及宫颈病变的中西结合内外同治的有效方法，惠及了无数患者。《聊聊宫颈癌前病变那些事儿》一书，用最通俗易懂的语言，以问答的形式，讲述了与 HPV 感染相关的方方面面，也详细介绍了她多年来的临床诊疗经验与体会，还有很多真实的案例与故事。相信此书不但普通百姓乐于阅读，对中西医学生、临床一线医生也有很大裨益！

史欣德

史欣德，中国中医科学院研究生院研究员，中国中医科学院中医门诊部特聘专家，中国中医科学院原教育处处长，中医经方实战派和传承专家。

推荐序 ②

光阴似箭，刘彦春医生已经从首都医科大学宣武医院皮肤性病科毕业，在全国知名的以传染病学为重点的首都医科大学附属北京地坛医院辛勤工作了二十余年。如今她已成为一名出色的皮肤病与性病学领域的博士、专家。在女性性病和宫颈 HPV 感染方面临床治疗经验尤其丰富。

我对当年刘彦春医生来宣武医院研究生面试时的印象十分深刻，她在报考皮肤科硕士研究生之前已经在妇产科工作六年之久。当我问起她为何放弃妇产科专业选择皮肤科时，她说儿时便立志要做一名像我国妇产科奠基人林巧稚一样的医生，多年的妇产科工作又促使她更关注女性性病的防治。她的妇产科专业背景和临床经验会对她在性病学领域的临床研究具有非比寻常的帮助，也鉴于她的理想和情怀，考评组通过了她的复试。

刘彦春医生毕业后在皮肤性病学领域深耕细作，二十多年来她逐渐探索出宫颈 HPV 感染及宫颈病变的微创为主，中西内外结合疗法。近十年，她作为北京市医学科普专家，在网络和自媒体等各大平台做了大量科普宣传，粉丝量达百万以上，将自己所学的医学知识传递给了更多需要帮助的人。作为导师，我为她能够取得这样的成绩感到无比欣慰。

本书是刘彦春医生在二十余年的临床实践中对皮肤性病学领域中 HPV 相关疾病的思考与研究的缩影，不仅高度体现了作者在该领域的专业水平，而且用非常通俗易懂的语言给读者普及了关于 HPV 感染最实用的知识，解答了很多患者关心的问题。这本书可以称得上是一本家庭必备的科普书。

“偶尔去治愈，常常去帮助，总是去安慰”，医者仁心更体现于人文关怀。刘彦春医生就是这样，在治愈患者的同时不忘广泛传播知识的火种与力量。希望刘彦春医生能够离自己儿时的理想越来越近，也希望她的这本著作能够帮助和安慰更多需要的人。

连石

2023.5

连石，首都医科大学皮肤病与性病学系主任、主任医师、教授、博士研究生导师。北京市卫生局高级职称评委、卫生部临床药理基地首都医科大学宣武医院皮肤性病科负责人、首都医科大学性病临床诊疗中心主任。

自序

我 1968 年生于吉林省吉林市以北 35 公里的农村，少年时代激励我的目标是四个现代化，记忆中爷爷告诉我说会有“千里眼，顺风耳”，说那个时候就会有“楼上楼下，电灯电话”，当时的农村，信息很闭塞，在我记忆中农村的街镇里、集市上有各种农副产品交换，但是家里穷，没有钱，家里的鸡蛋才 9 分钱一个，妈妈攒了 20 多个去集市卖钱，买盐和酱油、醋等，记忆中“臭豆腐”2 分钱一块，挺大的，吃玉米面饽饽，抹在表面，还挺好吃；也没有见过书店，爸爸买了个二手“大戏匣子”（老式收音机），可以收听广播英语，记得我要跟随广播（陈琳主编的广播电视英语教材）自学英语，教材是爸爸骑车 35 公里，去吉林市里买的；我不知道从哪里读了关于我国妇产科的奠基人林巧稚的故事，令少年时代的我非常激动，立志做一个像她一样的人。

后来高中毕业报考大学时，选择了医科大学，毕业后只想当妇产科医生。等毕业分配到一个企业二级医院，生存和发展成为主要议题，没有高大上的理想了，努力考研到北京，专业换成了皮肤性病科。

在皮肤性病科临床工作的 20 多年时间里，又跟女性和妇科关联了，接触了女性性病中的尖锐湿疣，宫颈 HPV 感染及宫颈病变。因为有了妇产科 6 年的工作基础，我从事性病，尤其是女性性病更是得心应手。

埋头干了 20 多年，我探索出一套宫颈 HPV 感染及宫颈病变的微创为主，中西内外结合疗法，尤其这 10 多年来作为北京市医学科普专家，在网络和自媒体各个平台做了大量科普宣传，目前粉丝量达百万级以上，我的医学知识已经转化为服务广大女性预防性病及宫颈癌的武器了！我回过头来突然想起：原来少年时代的梦想在这里等着我呢！

前言

本书中的“HPV 感染”没有特别说明的均是指宫颈部位的 HPV 感染。

针对 HPV 感染造成宫颈病变的治疗——我的系列思考及临床治疗探索的理论根据。

1. 因为对于任何病毒性的传染病，人类目前无特效药物杀灭病毒，只能用药物抑制病毒复制，就是减少病毒数量，进而减轻病毒对人的危害，就像艾滋病的抗病毒疗法一样。

2. 目前人类对 HPV 感染引起的宫颈病变和宫颈癌还是从经典的传染病途径做起。

第一，针对传播途径——切断。包括安全性行为和减少接触 HPV 污染的物品。

第二，针对易感者——接种疫苗。接种二价、四价、九价 HPV 疫苗，但它不是全价疫苗，不是完全免疫保护。

第三，针对感染者——定期筛查和监测。建议感染者改变不良习惯，积极锻炼身体，提高免疫力，争取自动清除病毒；监测中早发现病变早治疗，以免进展到宫颈癌，但是医生无法告知哪个感染者可以自动清除病毒。

但在携带病毒阶段，会形成潜在的传染源，要想办法清除病毒，做到个体的清零，那才是根本：这也是我一直思考和探索的问题。

3. HPV 感染时间长，嵌合人体上皮细胞基因内的机会也会增加。病毒潜伏时间越长，越容易伺机攻击人体，而人体免疫不易识别。

4. 宫颈、阴道内分泌物含有大量病毒，分泌物离开了人体皮肤黏膜细胞但没有离开人体阴道环境，会形成持续的感染源头。

5. 宫颈 HPV 感染不仅局限于转化区，病毒可以感染任何部位，在任何部位发生病变甚至癌变，如阴道壁病变及癌变、外阴上皮病变及癌变、肛周肛门内上皮病变及癌变等。

6. HPV 是专嗜人体皮肤黏膜上皮组织的外来感染病毒。感染的部位又是外在部位，即使宫颈病变，对于内脏来说也是外部组织，可以从外面治疗，治疗易操作。为何感染后一定要等自动清除？在等待自动清除的过程中，因为病毒感染宫颈造成的慢性宫颈炎，引起腰疼、小腹痛，甚至炎症渗出造成附件炎、盆腔积液（因为在我的 20 多年临床实践中发现，众多女性在宫颈病变及 HPV 清除后，上述症状竟然消失了）等。20% ~ 30% 的患者容易发生病变，甚至癌变。宫颈癌越来越年轻化，这是否是等待自动清除的恶果还有待进一步的研究。

7. 现代医学存在的矛盾观点

（1）感染 HPV 有一部分自动清除，但是医生无法判断谁可以自动清除，谁可能进展，在等待病毒清除的过程中，病毒形成潜在的传染源持续存在。

（2）目前无有效杀灭人体感染 HPV 的药物，对于 HPV 感染，只能等待自然清除或发生病变甚至癌变才去治疗，而治疗主要是手术切除含有病变的组织，并没有针对病毒。幸运的人如果病毒只感染宫颈局部，切掉后宫颈可以暂时转阴，但病毒可以同时感染阴道、外阴等连续的组织，怎么靠 LEEP 刀和手术去完全切除干净？以手术切除了病变宫颈，但残留的组织会继续被 HPV 感染继而造成病变甚至癌症，而小小的宫颈，怎么经得起多次切割？切一部分少一部分，最后没法再切时，只能切掉子宫，而子宫体本来没有问题，却成了“陪葬品”，白白切掉了。

（3）宫颈等外生殖道局部免疫力和全身免疫力应该是不平均的。在临床中发现很多宫颈癌患者，没有出现“不适症状”，甚至在发现前连感冒都很少有。所以宫颈局部免疫力肯定不同于全身，因为女性的子宫担负着人类繁衍的重任，子宫颈管是精子这个外来物经过的第一道很关键的关口，所以我猜想是不是宫颈存在天然免疫屏障容忍：容纳精子通过到子宫内，形成一个新的个体？这样宫颈也同时对其他外来微生物的侵袭缺乏识别和清除功能，宫颈的疼痛反应也很轻微，所以女性宫颈癌才比其他组织癌变发生得多（期待更多的科研数据支持和验证）。但是人类医学知识的认知：不是所有的都能通过科学实验验证的，有些经过综合知识的分析是可以明确道理的。

而相反：如手指被异物扎一个微小的刺，手指就会有痛感，局部也会很快出现发红、肿胀等症状，最后不处理的话也可以发生化脓等排斥反应；再如很多人睡着了仍可以感知蚊虫叮咬；还有最明显的角膜反应，眼睛容不得半点沙子！这些人类皮肤黏膜的免疫反应强烈的例子告诉我们：人体各个部位的免疫力不是绝对平均的。有的地方免疫力很强、很敏感，而宫颈这个部位应该是免疫力“比较弱”的。

8. HPV 感染的病灶：非局限于宫颈转化区，可以多部位和不确定的任意部位，所以只是针对宫颈转化区的切割等治疗肯定是不够的、不全面的。只是转化区和宫颈管内的上皮是柱状单层上皮，对外抵抗力更低，没有阴道、外阴等鳞状上皮多层抵抗力强，所以宫颈癌更多见些。形象比喻：鳄鱼的皮厚，甚至刀剑不入！

9. HPV 感染是从上皮破损的表面进入基底层细胞，开始向表面增生，病变的分级：也是从基层向表面范围而定，形成多层次的 CIN1、CIN2、CIN3 级病变，所以 CIN1 级是在最深层，逐渐向表层增生到中层和表皮全层，才被认为 CIN2 级或 CIN3 级，如同种子生长一样，先要翻开土，把种子埋在地下，然后种子从土里破土出芽。所以，探索如何把上皮深层的病毒感染清除如同把深藏在地里的种子挖出来一样，而任何彻底的治疗都应想办法把底层的感染病毒清除才是正确的。

10. 关于现有锥切病变宫颈的疑问与思考：宫颈上皮组织的基底膜是最后一道阻挡 HPV 的人体免疫屏障，也是机械屏障。各种手术锥切或 LEEP 刀都会损坏这最后一道屏障，使得免疫保护力变弱，所以临床中宫颈被锥切后，残留的宫颈在病毒的感染下再次发生病变，甚至病变速度更快。只有幸运的少数病毒感染范围小，或者刚好一个局限区域感染病变，锥切可以做到切除病变的同时病毒随病灶切掉。但是病毒往往是大范围的和随机的，手术切除是不能解决病毒问题的。对于有生育要求的年轻女性因为宫颈组织切掉一部分后，宫颈变短、变薄，宫颈功能不全，会使生育受影响。

11. HPV 感染之于宫颈，如同敌我双方，现在的治疗指南建议把病毒感染的宫颈病变切除，就相当于削弱了自身，而病毒（敌方）没有受任何影响，反而继续感染，进一步造成病变甚至癌变，最后需要全部切掉宫颈，甚至子宫，相当于“祛正扶邪”？

12. 宫颈病变和宫颈癌不是实体瘤，它既不像胃癌、肠癌等空腔脏器表面长出的瘤体，也不同于肝癌和胰腺癌等实体脏器内部的瘤体，它一般是长在宫颈表面某个位置的瘤体或癌变，尤其早期发现时不是整个宫颈都瘤变或癌变，所以早期发现的局限瘤变等良性病变，用手术切掉大部分还正常的宫颈欠妥，也是“祛正扶邪”的感觉。

13. 对于 HPV 感染及宫颈病变，我的观点是：扶正祛邪。采用微创为主，中西内外结合的疗法，去除宫颈病变和增加局部免疫力，清除病毒。虽然对付 HPV，我们目前没有单一特效的药物，但是我们可以结合多种方法把它清除。所以对现有的大量 HPV 感染及宫颈病变的患者不能等待，必须想办法解决现有的问题。

这套综合治疗方法有八大优点：①宫颈微创伤（也可以叫零创伤）；②宫颈合并的糜烂面（宫颈外翻等）同时治疗；③阴道

壁、外阴、肛周、肛管内的病变都可以同时治疗；④门诊治疗时间短；⑤去除病变时间短；⑥坚持一段时间可以达到宫颈病毒清零；⑦甚至绝大多数的阴道、外阴、肛周等部位病毒清除；⑧整个治疗期间仅有微微疼痛，如痛经感。

“祛邪扶正”才是宫颈病变早发现、早治疗的最佳方法。

目 录

contents ○○○

第二章 HPV 与特殊人群的关系 /027

第三章 “宫颈癌”疫苗——应该叫 HPV 疫苗 /035

第一章

HPV 的前世今生

HPV 是什么？

HPV 的中文名叫人乳头瘤病毒（human papilloma virus，HPV），是一种非常容易感染人体表皮和黏膜鳞状上皮的病毒，广泛存在于自然界，主要通过皮肤黏膜的密切接触传播并感染。需要强调的是，人类性行为是最主要的皮肤黏膜接触途径，但不是唯一传播途径。

图 1 中，“触角”样的东西是病毒表面的膜蛋白，类似“吸盘”，用于抓取和黏附被感染表面，所以 HPV 感染能力很强大。

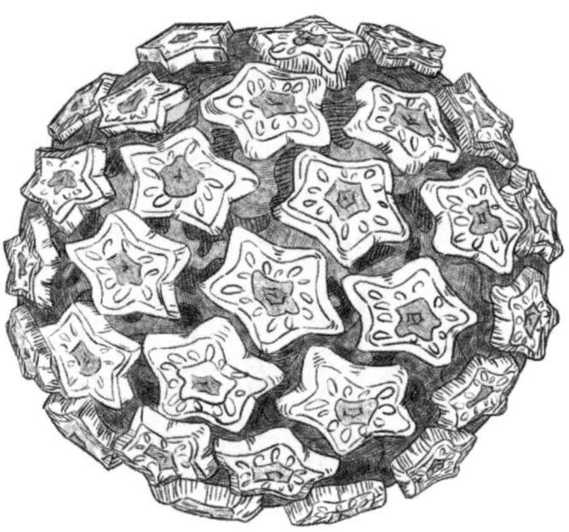

图 1　显微镜下的模拟 HPV

HPV 实际上是一个十分古老的病毒，1973 年我国湖南省长沙市马王堆三号汉墓出土的医学帛书《五十二病方》，为先秦所著，其中就有关于灸法除疣的记载。而《内经·灵枢·经脉》中则有“虚则生疣”的说法。

早在罗马海伦年代，尖锐湿疣（condyloma acuminatum，CA）就已经被列为独立疾病，赛尔修斯在公元 1 世纪就提出它是一种性传播疾病。从国内外文字记载来看，HPV 已经存在了至少上千年。但是由于此病毒的特殊性，一直未被发现，随着检测技术的发展，直到 20 世纪才慢慢地揭开它的“面纱”。

乳头瘤病毒广泛分布于人类和其他多种哺乳动物及鸟类，其中研究最多的自然还是 HPV，也就是人乳头瘤病毒。HPV 是一种嗜黏膜和皮肤等上皮组织的双链环状 DNA 病毒。HPV 是个大家族，现在已知就有 200 多种分型，临床上根据 HPV 的致癌性，将其分为低危型和高危型两种。但是，目前医院临床检验通常检测的只有 20 多种，也是这两类：一类是高危型的 HPV，约 99% 以上的宫颈癌都与高危型 HPV 有关，且其中一半以上的宫颈癌与 HPV16 有关，HPV18 占比在 10% ~ 20%，58 型、52 型 HPV 在我国子宫颈癌的发生中也占据了重要地位。其次，还有 26 型、31 型、33 型、35 型、39 型、45 型、51 型、53 型、56 型、59 型、61 型、66 型、68 型、73 型、81 型等，要注意这些型号的持续感染都是可以造成宫颈癌的，所以无论感染哪种高危型，都要引起重视。其实大量的科研数据表明，高危型 HPV 与多种人类皮肤黏膜的恶性肿瘤都有着一定的关系，如外阴癌、阴道癌、肛门癌、阴茎癌、龟头癌、舌癌 、口腔癌、扁桃体癌等。另一类为低危型 HPV，它多引起皮肤黏膜良性的改变，如 HPV6、HPV11、HPV44 等主要引起生殖器疣，也叫尖锐湿疣，其他如扁平疣、寻常疣、丝状疣等也是此类病毒感染造成，但因危害不大，临床不做检测。

提醒大家：如果皮肤上这些可见的良性疣多发，应该注意检测宫颈癌的高危型 HPV 感染，因为这类女性可能对各种类型的 HPV 易感，抵抗力差。那内在的阴暗潮湿的宫颈，更易发生宫颈病变，甚至宫颈癌。

病毒的传播途径

在这里我们先说一下病毒的传播方式主要分为以下两种。

1. 水平传播：是指病毒在不同个体之间的传播（也包括由媒介、动物参与的传播），主要通过呼吸道、消化道或皮肤黏膜等途径进入人体，产生水平感染。

2. 垂直传播：是指存在母体的病毒经胎盘或产道由亲代传播给子代的方式，主要是指孕妇发生病毒血症，或者病毒与血细胞紧密结合造成子代的感染，这种传播方式产生的感染称为垂直感染，已知有十多种病毒可垂直传播，其中以乙型肝炎病毒（hepatitis B virus，HBV）、巨细胞病毒（cytomegalovirus，CMV）、人类免疫缺陷病毒（human immuno-deficiency virus，HIV）、HPV 和风疹病毒多见。

那么 HPV 是如何传播的呢？

HPV 通常是通过表皮的伤口或擦伤处感染上皮细胞。HPV 主要攻击的靶细胞是具有高度增殖能力的黏膜上皮细胞、皮肤的上皮细胞。

1. 直接接触：通过性行为传播是目前认为最常见的一个传播途径。性行为作为人类皮肤黏膜密切接触的一类行为，为 HPV 提供了便利的传播途径，所以，在检测时我通常建议伴侣双方都进行检测，而且治疗期间建议不发生性行为，因为这时候的性行为就犹如人们打乒乓球一样，病毒可以来回进行传播和再感染。

2. 间接接触：HPV 还可通过间接接触感染，比如接触了 HPV 污染的物品也有可能被感染。

实际上 HPV 的“天敌”就是人体的免疫系统，当强大的免疫系统发挥作用时可以杀死很多 HPV，所以只有 HPV 足够多和足够顽强才能够做到扎根人体表皮内。免疫系统和 HPV 一直在进行着斗争，形成了顽固的持久战。目前统计学表明，感染 HPV 后 70% ~ 80% 的人是可以自动清除的，只有剩下的 20% ~ 30% 的人不易清除，形成持续感染，所以建议感染 HPV 的人不要恐慌和焦虑，理智对待这类感染。

理智对待的态度是定期筛查，发现感染，及时调整自己的生活，给自己清除病毒留下机会；如果经过调整后，仍然不能清除甚至病情进展，及时有效治疗干预，避免发生宫颈癌。

打个比方：如图 2 所示，HPV 像一粒渺小的种子，沿着宫颈表面细小破损的地方可以进入到基底层细胞，如果这时又遇上宫颈炎、宫颈柱状上皮外翻或者表皮不完整时，都会促使 HPV 的队伍快速壮大。

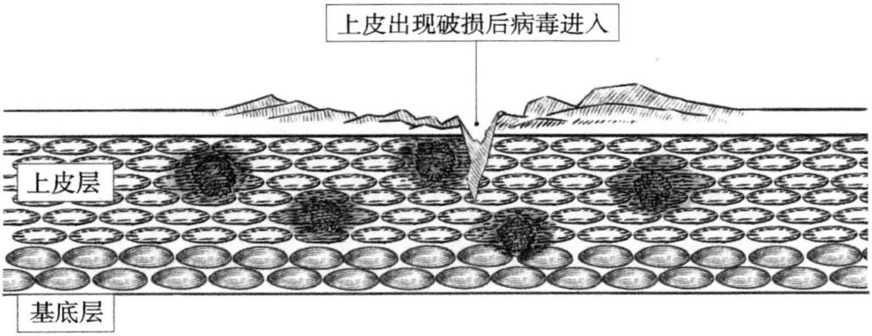

图 2　上皮出现破损后 HPV 进入

还有一个特殊的传播途径：泳池边。

一般情况下，游泳池的水会进行比较严格的消毒，不适于淋球菌、梅毒螺旋体等性病病原体的存活。即使在游泳池内有病原体，也被池水稀释，很难达到感染所需的数量。因此，在游泳池被感染皮肤病、性病的可能性其实并不大。

且游泳是一项全身运动，对身体健康以及协调性都有好处，选择一家正规、有资质的游泳馆，相对消毒措施比较完善，感染皮肤病、性病的概率跟中彩票的概率差不多。

但有一点要提醒大家注意：在休息时应减少接触水龙头、躺椅等公共设施，尤其不要随意坐在泳池边，这是大家最常忽略的。泳池边消毒不如池水消毒严格，泳衣布料较薄，再加上潮湿，很容易给细菌、病毒留下可乘之机。

部分游泳场馆还会提供公用的毛巾、拖鞋等，这些也尽量少用。最好自备游泳用品，包括泳衣、泳帽、泳镜、浴巾、拖鞋、游泳圈等，不仅干净卫生有保障，同时也减少了公共资源的浪费。

游泳后及时清洗。穿脱衣物时尽量减少直接接触更衣室的凳子、马桶、储物柜。单独存放游泳用品，回家后及时清洗和晾晒。

另外，为了避免病原体的感染，以下一个小妙招可以供大家参考：游泳前可在外阴及肛周等隐私部位涂上一层凡士林膏或橄榄油，对隐私部位的皮肤黏膜能够起到隔离水的油膜作用，毕竟油水是不相溶的，减少病原体的黏附，进一步减少感染的机会。

宫颈癌与 HPV 的关系

宫颈癌目前病因明确，主要是由高危型 HPV 持续感染引起的，但在这之前，人类对于宫颈癌的研究也走过一些弯路。

大约在 19 世纪 40 年代，意大利的一位医生发现登记的宫颈癌患者多数是已婚女性，鲜有未婚者，而修女几乎不患有宫颈癌，所以，当时被认为宫颈癌与性经历有关。而这其中最早被医学界认为与宫颈癌有关的主要是单纯疱疹病毒 2 型。

作为 2007 年诺贝尔奖得主的豪森 1969 年回到德国在维尔茨堡大学任教，首次发现病毒基因可以整合到人类细胞的基因组中，第一次显示了病毒能够以基因组的形式存在于人类肿瘤细胞中，而不是完整的病毒颗粒，通过修饰基因组使细胞呈肿瘤性生长。

同时，豪森和同事意外地在一种上皮性癌、鼻咽癌细胞中发现了 EB 病毒。他们受到启发，大胆假设，同为上皮细胞癌变的宫颈癌，可能不是由单纯疱疹病毒引起。这和当时的主流观点大相径庭，当时的主流观点认为宫颈癌的元凶是单纯疱疹病毒 2 型。

后来，豪森在 1974 年的国际乳头瘤病毒学会上发表了 HPV

导致宫颈癌的研究观点，但在当时无人相信他，令他陷入了潮水般的嘲讽中。豪森后来回忆道，这也曾是他职业生涯的最低谷。

有句话说：真理往往掌握在少数人手中。1983 年，豪森成功分离出了 HPV16，次年又分离出了 HPV18。1999 年，Walboomer 教授（荷兰阿姆斯特丹市立医院妇产科学教授）发表了“*HPV is a necessary cause of invasive cervical canver worldwide*”：几乎所有的宫颈癌患者的病理标本中均能找到 HPV，从而印证了 HPV 是宫颈癌主要原因，也使宫颈癌成为目前人类所有癌症病变中唯一病因明确的癌症。人类从此开始了消除宫颈癌的新里程，因此，2018 年世界卫生组织（WHO）呼吁：人类采取行动消除宫颈癌；2020 年 11 月 WHO 又启动了全球战略加快消除宫颈癌。实现这个宏伟的目标的三个重要工作内容是：① HPV 疫苗的接种；②提高宫颈癌的筛查率；③宫颈病变的早发现、早治疗。争取到 2030 年加快消除宫颈癌。

至此，我相信中国的大部分成年女性或多或少的都了解过“两癌筛查”这个名词，就是乳腺癌筛查和宫颈癌筛查。而宫颈癌筛查就是 HPV 检测加液基薄层细胞学检测（简称 TCT 的检测）！作为初筛手段，HPV 和 TCT 的联合检测能够更有效地筛查出早期宫颈癌和宫颈病变，减少漏诊。

尖锐湿疣与 HPV 的关系

尖锐湿疣（Condyloma Acuminatum，CA）又称为性病疣、生殖器疣，它是由 HPV 引起的，是目前国内发病率仅次于淋病的常见性传播疾病。

HPV 广泛存在于自然界，目前已知有 200 多种不同的亚型。有的亚型如 HPV2、HPV4 引起寻常疣，俗称刺猴，是很常见的；有的亚型如 HPV3、HPV10 引起扁平疣，这是一种多见于面部及手背、胸腹等部位具有轻度传染性的疣。

引起尖锐湿疣的 HPV 亚型不同于寻常疣及扁平疣的病毒型，尖锐湿疣的病原体通常由低危型 HPV 感染如 HPV6、HPV11 等所引起。

这里根据我的临床经验强调一点：尖锐湿疣的病毒类型绝对不仅仅是低危型 HPV，高危型 HPV 和低危型 HPV 感染都可以长出尖锐湿疣，所以女性外阴有尖锐湿疣，一定检测宫颈病毒感染情况。其中 HPV16、HPV18 所引起的尖锐湿疣与生殖器癌，尤其与女性宫颈癌的发生有关，近年来引起了广泛关注。

引起尖锐湿疣的 HPV 在潮湿的环境中易于生存，因此外阴部的上皮细胞就成为它们一个很好的栖息地，特别是有包皮过长的男性及有盆腔炎、宫颈有炎症造成白带过多的女性，如果有不洁的性行为，则更容易染上此类病毒，长出尖锐湿疣。

尖锐湿疣主要通过性交传染，最常发生在双方性器官接触最频繁、最容易出现轻微损伤的部位，是病毒最易入侵的部位。男性多见于冠状沟、包皮系带两侧、包皮、龟头及尿道口等；女性多见于阴道后联合、阴道口、大小阴唇，也可见于阴道及宫颈部位。此外，肛门周围也是尖锐湿疣的好发部位。

通常感染上 HPV 后，经过短至 3 周，长至半年多的潜伏期后发病。典型的皮损：最初为淡红色柔软的小丘疹，芝麻粒至绿豆粒大小高出皮肤或黏膜的表面，它缓慢增生，表面颗粒状高低不平，成为乳头状的赘生物，继续增大呈花生米大小，有的可相互融合成菜花状、鸡冠状，疣状增生物的基底较细，成为蒂状，而表面则凹凸不平，呈分叶状，犹如一颗菜花，上粗下细；部分疣体也可以是基底较宽，无蒂根的片状增生。

疣的表面常有分泌物或有臭味。有的外阴部尖锐湿疣的疣体达拳头大小，表面有污秽的分泌物。巨大的尖锐湿疣由于走路及性生活时的摩擦或疣体内供血不足可发生糜烂溃疡，外观酷似癌肿，多数是良性的。极少数有恶变可能，如果不治疗或护理不当，巨大的尖锐湿疣里也有部分可能演变为鳞状细胞癌。

尖锐湿疣可以单发也可以多发。初发时的数量少，若不治疗和治疗不当，则疣体数量逐渐增多，体积逐渐增大，临床中也见处理不当，甚至湿疹化、融合化和广泛人为种植，尤其有免疫系统疾病的服用各种免疫抑制剂的患者，治疗更为困难。

发生在肛门周围的疣体，由于臀间的摩擦，病损常常呈大片状，或呈扁平融合的疣状，或呈表面有多数乳头突起的菜花状，由于继发感染可以伴有恶臭。

尖锐湿疣患者一般无自觉不适，偶尔因炎症刺激出现瘙痒不适。疣体大时可产生压迫感。接触时疣体可出血。

除了通过性接触传播外，少数病例可通过间接接触了尖锐湿疣患者所污染的物品，如内裤、浴盆、毛巾等被传染。临床中经常有幼儿在外阴和肛周长尖锐湿疣即是例证，如果孕妇有尖锐湿疣，在分娩时当胎儿通过产道时也可被传染，出现新生儿呼吸道乳头瘤病，这种情况易复发，难治疗。

尖锐湿疣，就疣体而言，它有一定的潜伏期，大概 3 周到 8 个月。

我们知道尖锐湿疣这个疾病是由人乳头瘤病毒，即 HPV 感染造成的，HPV 感染后，只要你想查，随时都可以去查，它是在人体的皮肤黏膜上皮寄存的，一旦感染了，是可以潜伏长期存在的。当局部皮肤黏膜破损或免疫力低，就可以长出疣体。

我记得有一个非常明确的病例，新婚夫妇，女孩之前没有过性经历，但她丈夫之前有过性经历，新婚之后不到一个月的时间，女方就长出了尖锐湿疣，但男方却没有任何症状。

最后我们确诊，女性长出的是尖锐湿疣。建议男方也查病毒后，确实检测出了 HPV 感染。

这位男性其实病毒已经“潜伏”在皮肤里了，有可能已经携带很久，是一种病毒携带状态。那么就很可能是在性生活时传染给她的妻子，通过这个病例，其实大家可以很好地理解尖锐湿疣的潜伏期是怎么回事了。

尖锐湿疣多见于性活跃的青年人群，但近些年来中老年人的尖锐湿疣也越来越多，在我国尤其多见于流动性大、性生活不规范、有婚外或婚前性行为，或者有多个性伴侣的高危人群中。在性病高危人群中，性病的发生率包括尖锐湿疣的发病率较高，而且此 HPV 容易潜伏和蔓延传播，从性病防控角度难度较大。

尖锐湿疣不是疑难杂症，早发现、早治疗是很容易治愈的，不要因为害怕或不懂，而逃避就医或乱就医，把简单的疣弄成复杂状态。

（扫码查看尖锐湿疣病损图片）

除了宫颈癌和尖锐湿疣，HPV 还与哪些疾病有关？

HPV 感染皮肤或黏膜后可使表皮细胞增生，引起乳头状瘤或疣。HPV 是个大家族，现在已发现的就有两百多个型别，根据其致病的良恶程度，分为低危型 HPV 和高危型 HPV。

目前临床可以检测的常见的高危型别包含：16 型、18 型、26 型、31 型、35 型、33 型、39 型、45 型、51 型、52 型、53 型、56 型、58 型、59 型、66 型、68 型、73 型、82 型等。

高危型 HPV 主要会引起皮肤和黏膜上的两类表现。它在皮肤上的高危损害包括皮肤的疣状表皮发育不良、鲍温病、基底细胞癌，甚至鳞状细胞癌也有一部分与高危型 HPV 感染有关系。

高危型的 HPV 与人类的多种黏膜恶性肿瘤的有关，除大名鼎鼎的宫颈癌外，还有阴道癌、外阴癌、喉癌、口腔癌、舌癌、扁桃体癌、牙龈癌、龟头癌、阴茎癌、肛门癌等。

低危型主要包含：6 型、11 型、40 型、42 型、43 型、44 型、55 型、61 型、81 型、83 型等。低危型 HPV 可以引起尖锐湿疣、寻常疣、跖疣、扁平疣、丝状疣、喉及结膜乳头瘤等良性疾病，但临床一般只对尖锐湿疣进行检测。

女性外生殖器 HPV 感染的预防

1. 使用避孕套。使用避孕套可以对预防 HPV 感染起到一定作用，从而降低由 HPV 感染导致的相关疾病，比如生殖器疣和宫颈癌的危险。

2. 筛查。可以检查出宫颈 HPV 感染和相关宫颈病变，而且筛查中早发现病变是可以治愈的。

3. 适当推迟首次性生活的时间。一次性生活就有可能感染 HPV，而年龄越小，发育不成熟，感染的机会就越大。

4. 减少性伴侣数量。性伴侣越多，感染性传播疾病（不限于 HPV，还有 HIV、梅毒等）的风险就越大，患宫颈癌的概率也就越大。

5. 最后还要提醒：尽量避免接触可能被 HPV 污染的物品及环境。

虽然 HPV 感染很普遍，但是只有少数 HPV 感染持续存在，从而导致宫颈病变，如果不及时治疗，最终可以发展为癌。宫颈癌筛查相对简单、快速、无痛，所以建议有性生活的女性应定期进行 HPV 和 TCT 的筛查，当然尽量避免高危性行为才是最后的预防感染的底线。

自己是否有 HPV 感染的迹象：判断方法一览

女性宫颈感染 HPV 的患者或多或少都会出现一些症状，因为 HPV 是病毒，病毒感染局部会有一些慢性炎症，所以会有一些不典型症状。

1. 非经期阴道异常出血：关于这点我们一定要区分病理性出血和非病理性出血。

女性第一次性行为出血，或者性生活中男性过于粗鲁导致女性处女膜黏膜破损而出血；老年女性绝经后上皮组织薄弱，分泌物减少，阴道干涩的情况下，性生活后也容易导致出血；月经未完全结束，误认为月经已经干净时，过早性生活引起了子宫收缩，宫腔内残留的血液排出等，以上均为非病理性出血。

下面再说一下疾病原因导致的出血，例如子宫息肉：子宫管内膜组织由于炎症刺激增生，向宫颈外口突出，因血管丰富、质地较脆，可以发生接触性出血；妇科常见的各类阴道炎发生时，在黏膜充血的状态下，也可以导致接触性出血；子宫内膜癌等的出血；常见的由 HPV 感染导致的宫颈湿疣、宫颈病变、宫颈癌均可发生异常出血等。还需要排除月经不调等导致的出血。

所以有阴道异常出血，建议患者及时到医院检查，尤其应定期进行 HPV 和 TCT 的宫颈癌筛查，避免 HPV 感染和相关疾病的漏诊。

2. 外阴瘙痒：外阴瘙痒是妇科常见的瘙痒病症状之一，瘙痒部位主要聚集在大阴唇和小阴唇，但阴阜、阴蒂及阴道黏膜亦常有瘙痒感，严重时可累及肛门周围及会阴区。

引起外阴瘙痒的原因很多，部分患者为绝经期前后的妇女，主要与内分泌失调、性激素水平低下及更年期自主神经功能紊乱有关，患者常伴有多汗、情绪不稳定，以及失眠等症状。老年妇女外阴皮肤萎缩也可引起外阴瘙痒，而糖尿病、贫血、绕虫病等疾病及一些药物反应等均可引起外阴瘙痒。

另外，很多女性出现瘙痒问题后我们首先要考虑的就是阴道炎问题，例如念珠菌性阴道炎、滴虫性阴道炎等，均可引起外阴瘙痒，念珠菌性女性阴道炎可见白色豆腐渣状白带，而滴虫性阴道炎则白带会比较多，呈泡沫状。另外，淋球菌也可引起外阴瘙痒，且多伴有脓性白带。

还有比较常见的外阴白斑，也叫外阴萎缩硬化苔癣，这个病也很痒，但少部分外阴白斑可以查到 HPV 感染。

而饮酒、情绪变化、被褥温度高、搔抓摩擦、对安全套等橡胶类制品过敏，以及使用品质不良的内裤及卫生纸、卫生巾等，都可使外阴瘙痒症状加重，会影响女性的工作、生活及学习，严重时会影响夫妻生活等，使患者造成很大的困扰和精神压力。

但是，提醒大家一点的是，当以上原因都排除的情况下，瘙痒仍不能得到缓解或解决的话，我们应该怀疑是否有 HPV 感染，因为在我的门诊中，几乎每次出诊都会遇到外阴瘙痒的患者，严重者长达 20 多年的外阴瘙痒史，检测外阴部位可以查到 HPV 感染，这应该引起我们足够的重视。

我认为外阴瘙痒应该是 HPV 感染后的临床症状之一，宫颈有病变的情况下及病毒感染期内，部分患者有分泌物会增多的情况出现，刺激外阴也会引起瘙痒。

因此提醒大家外阴瘙痒症状若长期不能得到缓解且始终无法查出病因时应考虑进行 HPV 筛查，同时也要检测外阴等瘙痒部位是否有 HPV，找出病因进行针对性的治疗才能彻底解决问题，切勿盲目治疗。

3. 白带异常：当白带的量、色泽和性状发生异常时，称为病理性白带或白带异常。尤其医生用窥阴器看到的，常见的有宫颈管口的透明黏性白带、宫颈管口的鼻涕状黏稠白带、宫颈管口的黏液脓性白带、血性白带、血水样白带、水样白带、浆糊状白带、豆渣样白带和附着阴道壁的白膜样白带、脓性泡沫样白带等。

当 HPV 感染宫颈，可以引起慢性宫颈炎，而尤其慢性宫颈腺体炎症时就会引起腺体分泌增多，出现白带增多甚至合并其他杂菌感染，出现阴道清洁度不好，有时还会出现异味等。

4. 腰部不适：当出现腰酸、腰疼、腰困乏等，甚至越是平躺越重，只有起床后会有缓解，尤其年轻女性，这类患者仿佛失去了睡懒觉这一福利。

其实不是高危型 HPV 与腰疼有直接关联，而是高危型 HPV 持续感染引起的宫颈炎症问题可引起腰疼症状，这类疼是隐痛，不是锐痛，很多女性都“忍了”。因为支配宫颈的神经来源于腰椎内的脊神经，而这种腰疼症状与腰间盘有问题时的症状是有所区别的。

腰椎间盘突出患者疼痛的部位为有问题的腰椎及相关神经支配区域。而高危型 HPV 感染合并宫颈炎引起疼痛的部位为腰骶部，经常同时有小腹疼，为牵涉痛，表现为酸坠、酸胀感。

腰椎间盘突出患者可因弯腰等用力疼痛加重和沿相关神经放射疼，严重时影响活动，而宫颈炎症引起的腰痛感觉为酸痛，困乏坠胀感等，若宫颈炎症加重时，性生活也会加重疼痛。

腰椎间盘突出引起的下肢放射性痛，典型的症状是从下腰部向臀部、大腿后方、小腿外侧直到足部的放射痛，在喷嚏和咳嗽等腹压增高的情况下疼痛会加剧。而宫颈炎症引起的腰疼等不会有类似这样的下肢放射痛感。

腰椎间盘突出患者腰部受到外界压力时会加重，躺下感觉轻松。而宫颈炎症引起的酸痛，躺的时间长了，由于局部充血等影响，疼感是加重的，所以不爱睡懒觉了。

女性朋友可以从疼痛部位、痛感特点等几个方面进行自测，如果困扰你的腰痛与上面所说的比较接近，建议去医院检查宫颈炎的状态，同时建议做 HPV 检测，看是否感染了高危型 HPV。

5. 小肚子疼和两侧小腹疼：宫颈 HPV 感染会造成慢性宫颈炎和宫颈管内膜炎，而宫颈炎和宫颈管内膜炎也会蔓延到子宫内膜及输卵管和附件等，这样会牵涉出现小肚子疼和两侧小腹疼等。

HPV 感染“偏爱”这 8 类女性

1. 女性宫颈部位的 HPV 感染，主要通过性行为感染，它是宫颈感染 HPV 的主要途径，所以说，多性伴侣的女性，或配偶多性伴侣的状态，都是比较危险的，感染的概率也随之大大增加。

2. 多次流产的女性，或者多次产伤的女性，这类女性因为流产等问题，宫颈受损伤，局部的免疫力也会降低，容易感染 HPV。

3. 免疫力低下的女性，例如艾滋病患者、红斑狼疮的患者、肾移植患者和一些吃免疫抑制药的女性，这部分人免疫力普遍较低，也容易被病毒感染。

4. 不良生活习惯的女性，现代女性很多都存在熬夜、抽烟、吃冷饮、吹冷空调、穿衣单薄、穿露脐露腰装、生活不规律、不吃早餐等不良的生活习惯，这些行为也会造成免疫力降低，容易感染 HPV。

5. 有部分女性经常吃避孕药，避孕药里都是大量的雌孕激素，一旦 HPV 感染，不易自己清除，并且病毒造成病变的机会增加，所以提醒广大年轻朋友们，在这些问题上一定要严格注意。

6. 还有一点就是，家族中有过宫颈病变及宫颈癌病史的，一定要注意进行筛查，虽然 HPV 感染不是遗传病，宫颈癌也不是遗传病，但有这种家族史的女性，有所谓的“家族易感基因”，对于 HPV 的抵抗力可能就会弱一些；在我门诊中就会遇到姥姥患宫颈癌，大姨也患宫颈癌，妈妈也患宫颈癌，女儿因定期筛查发现宫颈病变的，这样的家族患病群。

7. 滥用抗生素，滥用抗生素不仅可以扰乱自身的免疫系统，还可能导致阴道内菌群失调，使宫颈阴道局部免疫力降低，感染 HPV 后不易清除，记得有很多病例因各种原因自行服用各种抗生素，出现阴道内充满豆腐渣样白带的白色念珠菌性阴道炎，后来筛查 HPV 感染和宫颈高级别病变。

8. 长期冲洗和过度清洁阴道的女性：正常的阴道环境内其菌

群和分泌物本身具有保护和清洁作用，长期的冲洗习惯会破坏阴道原本的菌群环境，菌群失衡后对于阴道的保护力也随之降低，容易感染 HPV。

引起 HPV 感染的危险因素

1. HPV 感染与其性伴数量有着密切的关系。性伴数量的增加也会增加 HPV 的感染概率，这是公认的 HPV 感染最危险的因素，这里的性伴数量是指的性伴侣双方。

2. 过早性生活。国内外均有资料表明，初次性交年龄过小是高危型 HPV 感染的危险因素，而且初次性交年龄在 14 ~ 15 岁的女性风险更高。因为处在青春发育期的女性，宫颈的发育也还未完全成熟，自身对病毒的防御能力也会比较低，对 HPV 的易感性要大于发育成熟的女性，我门诊中经常有这个年龄段感染的女孩。

3. 不采取安全措施性交。HPV 是一种嗜上皮黏膜的病毒，主要通过性接触传播。而使用避孕套已经被证实可以减少 HPV 的感染，减少患生殖器疣和宫颈病变及宫颈癌的危险，还可以防止其他一些性病，例如衣原体、单纯疱疹病毒以及梅毒、HIV 的感染，但需要注意的是避孕套所覆盖的部位以外区域，不能完全防止 HPV 的感染。

4. 经常在消毒不合格的泳池、桑拿房、温泉等地活动的女性，因为泳衣是遮羞布的作用，不是抵挡病原微生物进入女性外生殖道的屏障。

男性也会感染 HPV 吗?

子宫颈癌是女性特有的癌，但是 HPV 感染是不分性别的，男女均可以被感染。女性一定是不会自己产生 HPV 的，同样男性也不会，均是来自于外界的感染，对于女性宫颈这个部位而言，它的感染通常是由性生活带来的，所以自然是与男性息息相关的。只是男性的 HPV 很少发生严重问题，所以我们更加强调 HPV 感染对女性的危害，因为宫颈癌发病的数量远远高于男性的外阴癌发病数量。

男性外生殖器感染 HPV 后比较容易自动清除（因为结构外在），但是在病毒携带期间如果传染给了女伴，女性的内在结构相对于男性，是不易自然清除的。尽管大部分女性属于一过性感染，但仍有 20% 的感染者会持续感染，最终导致宫颈癌的发生与发展。

所以，当女性查出 HPV 感染后，伴侣则应进行同查同治，男性同样也是刷取相关部位的脱落细胞进行检测的。

对于男性来说，一旦感染 HPV，也存在少数的癌变风险，男性因为 HPV 感染导致阴茎癌的情况虽说不多见，但肛内、肛周等部位感染也要引起足够的重视。

感染 HPV 的男性需要治疗吗?

随着宫颈癌筛查的普及和医学检验技术的提高，一些女性在常规体检中发现感染了 HPV 或者有宫颈病变的情况。相应的，她的老公或者男朋友也出现了一些困惑，“我老婆发现有 HPV，我要怎么检查有没有被传染？”“我只是单纯感染 HPV，没有长出疣体，要不要治疗？该怎么治疗？”针对男性朋友的这些困惑，我来详细地说说。

男性怎么检查是否有 HPV 感染？

如果长出尖锐湿疣的话很好判断，通常医生的肉眼看诊即可确诊。或者在疣体刚出现，症状不典型时，还可以通过做醋酸白实验来判断尖锐湿疣及亚临床感染的皮肤损害。也可以通过皮肤镜或取病变组织作病理学检查确认。

但是如果没有长出疣体，通常也可以查 HPV 核酸。这和检测女性宫颈 HPV 采用的方法是一样的，这是我们临床探索的新应用，没有经过正式科学验证。可以基本作为参考，结果阳性有临床意义，阴性不能完全排除 HPV 感染，因为如果刷取的上皮细胞不多，或没有刷取到感染部位就形成假阴性等。

由于男性和女性的生理结构不同，相对于女性来说男性的生殖器官外在，更容易清洗，因此男性感染病毒后比女性的自我清除率更高，只要平时注意清洁卫生，就会很容易清除。如果很久没有清除也可以抹干扰素凝胶等，加快病毒清除。

特别提醒：包皮过长建议做包皮环切术。研究表明，男性的包皮长容易隐藏病毒，偶尔也引发阴茎癌，而且也非常容易传染给性伴侣，给女性造成宫颈病变及子宫颈癌。

HPV 感染的型号有哪些？

目前临床可检测常见的高危型有：16 型、18 型、26 型、31 型、33 型、35 型、39 型、45 型、51 型、52 型、53 型、56 型、58

型、59 型、66 型、68 型、73 型、82 型等。

低危型有：6 型、11 型、40 型、42 型、43 型、44 型、55 型、61 型、81 型、83 型等。

目前来说 HPV16、HPV18 在宫颈癌中的检出率属于领跑地位，所以如果查到 16 型、18 型的 HPV 感染，仅做一次 TCT 来排除宫颈病变甚至癌变是不够的，因为目前的 TCT 检查经常漏诊，所以建议做阴道镜看一下，必要时取活检。我的门诊中见到 TCT 漏诊的情况不少见：即 HPV 阳性，但 TCT 未见病变和恶变，但同时的阴道镜和活检却是宫颈低级或高级病变。

但是不能因为 HPV16、HPV18 是主要感染型号，就忽略了其他型号的感染，宫颈癌的发生主要是因为高危型 HPV 的持续感染。所以，任何高危型 HPV 的感染，患者都不要掉以轻心，该复查的复查，该治疗的治疗，做好预防和检测，以免发展到宫颈癌的程度。

HPV 检测

当前 HPV 的检测方法有很多种，临床常见有五种检测方法。

第一种是半定量的检测方法，采用 HC2 的方法。

第二种是 PCR 荧光定量检测法。

第三种是从分型的角度做的检测，目前主要有 21 个分型，最多可达到 27 个分型。

第四种分型方法是排除检查法，重点检测 16 型、18 型，然后排除 16 型、18 型之后，其他型别不做具体分型，出一个阳性结果，主要考虑是HPV16、HPV18是常见的宫颈癌的致病类型。

第五种是做分组型的检测方法，A5、A6分成一个组，A7一个组；A9一个组，总共三个分组，主要是根据常见的致癌性的范围做的。

其中荧光定量PCR的方法是检测大概13个高危型别和两个低危型6型和11型，这个检测结果可以显示病毒的拷贝数量，方次越大，病毒数量越多，但它不是具体部位的病毒数量，只供参考：因为是刷子刷的细胞数中的病毒相对含量，不是人体感染病毒的绝对数量。

HPV检测数值有什么意义？

我们先说一下为什么HPV数值检测会出现数值高低不能跟临床病情完全一致的情况。

这个方法是检测病毒DNA的，而HPV是在宫颈上皮细胞内复制，宫颈上皮从表层细胞到底层细胞病毒复制的程度不一样。病毒会在平面的宫颈表面任意位点及宫颈纵向的上皮层内各层次感染及复制，但刷取的方法是从宫颈表面及宫颈管表面任意部位去刷，每个采集样本的操作者的操作不可能标准化，所以采集样本后检测出的病毒数量实际上无可比性。

实际上经常宫颈癌到晚期的时候，这个值也不一定高，所以HPV数值的高低不能完全反映病变的严重程度。只能设想：只有感染的瞬间，病毒数量越多，应该感染皮肤上皮细胞数越多，可能检测到的数值越高，但实际上是无法查到这个瞬间的，因为查到病毒感染情况，却不能确定什么时候感染。

治疗过程中 HPV 检测数值升高是为什么？

临床中，治疗过程中经常会遇到这种数值升高的现象。开始治疗的时候病毒数可能并不高，随着进一步的治疗病毒数却突然升高了，所以很多患者就有疑问，是不是病情加重了？

其实不是这样的，我给大家打个不太恰当的比方，不知道大家有没有过挖土豆的经历？土豆有的是长在土壤的浅层，有的则是长在深层，所以挖掘的过程都是由浅层向深层去挖掘的。因为 HPV 是从表面破损侵入，然后在表层下面的基底层潜伏复制，引起表皮细胞增生到病变，甚至癌变，这两个过程有点类似。

我的治疗过程也是从宫颈表面开始的，要先把表面的问题处理掉。而深层还有可能藏着大量的病灶，所以治疗一半的时候深层的大病灶一旦暴露出来，再做检测的话，这个值是会升高的。所以说我们在开始治疗之前，查的宫颈表面的数值并不高，就是因为深层次的病灶还没有暴露出来。

随着治疗的深入，深层大面积感染的上皮内的病毒暴露出来或者病毒复制的增加等原因，这个数值反而会升高。病毒数虽然是升高了，也不用担心，因为检测的病毒数量升高不是病变加重的表现，往往此刻病变基本消除，也可能是病毒排出的过程，因为继续治疗下去，最后再检测：病毒就清零了，治疗就结束了。

HPV 数值和分型的区别是什么？

HPV 检测有两个重量级武器，即 HPV 分型和定量检测。门诊上也经常碰到患者询问，这两种检测有什么区别呢？

1. HPV 分型检测：HPV 是一个庞大的家庭，目前已经确认的分型有 200 多种，目前临床中可以检测的能够引起人体皮肤黏膜上皮感染的种类就多达 40 余种。

分型检测主要是针对 HPV 型号做的检测，我们通过这种方法找到所感染的 HPV 到底是哪些类型，因为高危型 HPV 与 99% 的子宫颈癌有关系，所以分型检测很重要。

2. 定量检测：目前这是一种只针对几种高危 HPV 病毒量检测的方法，该检测方法会有一个检测值的显示，一般数值越高代表病毒的数量越多，但从临床上看，这个数值多少跟病变没有直接对应关系，病毒数值高并不能说明病情或病变严重，前面已经有解释。

TCT 报告关于人乳头瘤病毒感染的提示和 HPV-DNA 检测方法的 HPV 感染提示有什么区别？

TCT 检查是细胞学检查方法，我们都知道细胞有细胞核、细胞浆、细胞膜，这些形态学在显微镜下是可以看到的，我们通过显微镜放大，甚至有些细胞器也是可以看到的。

TCT 报告中提示 HPV 感染的时候，是因为在显微镜下见到脱落的上皮细胞中发现细胞浆中有空泡化的改变，它提示有 HPV 感染，这是病理学家通过形态学发现 HPV 感染造成的细胞病理损害的一种改变。

HPV-DNA 的检测方法是一个分子生物学的概念，它是一个小分子，我们肉眼根本就没办法看到的，是直接查病毒核酸 DNA 的，所以它的方法是很准确和特异的。HPV-DNA 检测的特异度、敏感度很高，所以我们经常会说在检查宫颈癌的问题上，通过 DNA 的检测能够发现你有没有这个病毒，因为无 HPV，就基本不会得宫颈癌。而 TCT 上提示 HPV 的时候，是表明已经从形态学看见细胞浆中有病毒复制造成的细胞病理损害：空泡改变。它一般是良性改变。当 TCT 检查中发现脱落细胞有细胞核的改变，那就是更严重的病变甚至癌变问题，一定要做阴道镜活检，去确定刷取的细胞来源的宫颈组织是否发生病变或癌变。

TCT 和 HPV-DNA 的检测方法的差别：一个是从形态学上发现的，一个是从分子层面 DNA 发现的。HPV-DNA 是直接查病毒的 DNA，很敏感，而 TCT 只有细胞发生了改变的时候才能发现，所以一般建议宫颈癌筛查要两者同时进行，提高检出率。

就像我经常举的例子，把种子埋到地下，如果没有长出苗来，我们是不知道这个种子是否存在的，所以 HPV-DNA 检测的病毒和 TCT 检测的病毒就是类似“埋在土里的种子和长出地面的苗的关系”。但是现有的临床可以应用的查 HPV 分型还是有限，不能查出所有类型的 HPV，所以临床中也见个别患者只见宫颈病变甚至癌变，但查 HPV-DNA 却是阴性，这种特殊情况只能针对病变治疗，无法评估 HPV 类型。

HIV 和 HPV 有什么关系？

HPV 和 HIV 是两种不同的病毒，HPV 是英文缩写，中文是人乳头瘤病毒，可引起宫颈癌、宫颈病变、尖锐湿疣、寻常疣等皮肤及黏膜方面的增生损害和癌变，而 HIV 是人类免疫缺陷病毒的英文缩写，引起的疾病叫艾滋病。

这是两种完全不同的病毒感染造成的疾病，唯一的共同点就是它们的传播途径有一部分是相同的，也就是性传播途径为主。

2021 年我国 1—10 月的 HIV 感染者中，同性传播占总数的 71%，异性传播占 26%，也就是说性传播占 97%。杜绝不洁性行为、杜绝多性伴侣、性生活戴安全套都能在很大程度上预防 HIV 的传播和感染。

而 HPV 的主要传播途径就是密切接触传播，人类活动中最密切的行为就是性行为，所以说这两个疾病唯一的联系就是都可以通过性行为传播，且 HPV 和 HIV 可以同时存在于一个患者身上，临床中经常有 HIV 感染者同时感染 HPV 造成的宫颈病变，宫颈癌、肛门周围及肛内尖锐湿疣及肛门癌等。

第二章

HPV 与特殊人群的关系

孕期查出 HPV 感染怎么办？

患者在孕期发现宫颈问题往往处于两难境地，孕期激素水平的生理性增高，会加剧 HPV 的复制，再加上孕妇免疫力的异常状态，宫颈病变可能会进展快速，甚至发生癌变，所以孕期宫颈 HPV 感染及宫颈病变一定要按医嘱定期监测病变进展情况，当发生宫颈病变甚至宫颈癌时，必要时只能以保全母体安全为主。

建议有生育需求的女性，应尽早筛查宫颈 HPV 感染，发现问题及时处理。宫颈出现病变问题时可以通过筛查及时发现的，是可以治疗好，治疗好了再踏踏实实的怀孕生孩子，避免怀孕时母体出现宫颈病变甚至宫颈癌。

目前临床医学是在进步，但还没做到可以在孕期继续妊娠的同时安全地治疗宫颈病变和宫颈癌变。

妊娠期 HPV 感染会影响胎儿发育吗？

宫颈有 HPV 感染甚至宫颈病变的孕妇，一定要按照妇产科的要求定期产检，遵从医嘱。因为孕期随着雌激素的改变，对宫颈也可能造成影响，都需要按规定随时做好监测。

如果孕期得了尖锐湿疣，已经长出疣体的情况下，我们应该选择合适的时间，通常是在孕中期比较稳定的状态下，积极治疗把疣体清除掉，希望孕妇能够自然生产，不用剖宫产。但需要注意的是，如果在孕晚期尖锐湿疣比较多的情况下，确实不能自然生产，因为孕妇疣体特别多的话，孩子经产道患呼吸道乳头瘤病的概率就会增加。而单纯感染的情况下，不影响顺产。

孕期 HPV 感染的各种情况只是影响生产的方式，并不会对胎儿的生长发育造成影响。另外，目前还不能完全认定 HPV 会造成不孕不育，而且也没有资料表明会影响胎儿的智力和畸形等问题。

感染了 HPV 还能顺产吗?

应视具体情况而定，如上面提到的情况，视感染的程度和孕妇的具体情况而做出决定。

孕期大量激素的分泌和外生殖道局部免疫力抑制的状态下，会造成孕妇的疣体长的特别快。我接诊过不少这样的患者，体检一看，外阴和阴道内长了很多疣体，而且疣体也很大，这种状态下就容易造成感染、出血等其他并发症。

尤其高龄孕妇怀孕不易，如果发生外生殖道尖锐湿疣时，终止妊娠的决定就要更加的严谨，如果生孩子的问题大于疾病问题的时候，一定要具体病情具体分析，给予相对恰当的处理。

但对于宫颈高危型 HPV 感染尤其有宫颈病变的，不要轻易冒险。在面对宫颈病变的这件事上，的确不能存在侥幸心理。曾经我遇到过一名年轻的孕妇，孕前就已经查出 HPV 和低级别病变，她认为自己还年轻，不要紧，但病情在孕期内加速发展，出现阴道异常出血，经检查发现进展到高级别病变，孕 6 个月时做了引产，非常遗憾的情况。

作为医生，我们的科普日日讲，月月讲，年年讲，貌似还不够，我也呼吁大家，即使你不学医不从医，也应该学习一些医学知识，为了自己和家人，也为了医患之间的沟通与理解。

感染 HPV 的妊娠期女性会导致新生儿感染吗？

有一种儿童疾病与 HPV 的感染有关——儿童呼吸道乳头瘤病，也叫作喉乳头状瘤，是儿童少见的喉部良性肿瘤，常导致儿童慢性声音嘶哑，还包括慢性咳嗽、反复发作的肺炎、生长发育障碍、呼吸困难、吞咽困难等其他症状。患儿感染的主要原因是，母亲在分娩时，新生儿经过长有疣体的产道时间过长，从而被感染。肿物虽为良性但有可能恶变，并且容易造成呼吸道狭窄等。HPV 是其主要病因，低危型是最主要的型别，但也有高危型 HPV 感染。

这是一个复发率比较高的疾病，由于该病需要反复进行手术治疗、联合药物治疗和随访观察，会对患儿以及其家庭造成严重的心理和精神负担，但其治愈与复发情况，多与患儿的个体免疫力有关，同时因为瘤体长的部位特殊，临床治疗难度大。

对于产后婴幼儿的护理环境，也应该多加小心。感染者的内衣裤、毛巾等污染物品可以感染到婴幼儿。建议个人卫生用品，分开使用、清洗及晾晒；尚未治疗及治疗期间的患者本人在接触孩子之前和之后都彻底洗手等细节要注意，避免交叉感染。

所以备孕的女性，应注意筛查宫颈 HPV 感染情况。

产后查出 HPV 感染可以母乳吗？

母乳是新生儿最好的营养来源，产后女性查出 HPV 不会影响自然哺乳。HPV 是一种嗜黏膜和皮肤等上皮组织的双连环状 DNA 病毒，不存在于人类的乳汁中，因此只要不是乳房上长出疣体，就可以进行母乳喂养的。HPV 也不会通过乳汁传染给孩子，但产妇给孩子哺乳时应注意手部及乳房的卫生。

HPV 感染包括尖锐湿疣等相关疾病一般采用物理治疗再加上局部药物的治疗，这些治疗手段通常都是作用在局部病灶进行的，不会进入血液，也不影响哺乳。希望哺乳期的患者能够解除困扰。

儿童感染 HPV 怎么办？

儿童感染 HPV 主要表现为尖锐湿疣，相对高危群体来说发病率虽然不是很高，但门诊也经常可见。

像两三岁这样的孩子，他们无法用语言来清晰地表达自己的行为及生活环境，所以，具体的感染途径也无从得知。但在临床中，通过询问了解，可以发现大多数的患儿家中护理人员可以找到 HPV 感染甚至尖锐湿疣的病史，这样亲密接触孩子的周围亲人，对生活环境造成了污染之后，没有进行及时的消毒清理，继而间接传播导致了孩子被感染。

目前普遍认为儿童生殖器疣的可能感染途径是患儿与 HPV 感染者的密切接触，例如患者与小儿共用毛巾及共同洗澡等，从而通过污染物的接触而感染。所以，建议给孩子穿开裆裤的习惯应该注意一下，尤其女孩，孩子的生殖器和肛周都是长期暴露的，一旦进入病毒污染的环境中，极易被感染，甚至长出疣体，家长们最好不要让孩子裸露外生殖器部位，避免感染 HPV。

【典型病例】曾经门诊中有个两岁的小女孩给我的印象还是比较深刻的，外阴和肛周长了一层密密麻麻的疣体，爸爸妈妈带来的，通过问诊了解到，孩子的爸爸有尖锐湿疣，孩子在当地的皮肤科没有接诊，说是需要到儿童医院，但后来在儿童医院用激光和冷冻治疗了几次后还是复发，因为孩子太小，也不配合治疗，就跑来北京求诊，好在这个孩子经过几次治疗已经彻底痊愈。

小儿治疗后的护理注意事项：

（1）小儿的护理还是很复杂的，孩子小，不懂得配合治疗和护理，需要父母多关注，治疗后孩子可能因为不适而哭闹，或者抓挠患处，造成感染，这就需要父母的细心看护和精心护理等。

（2）内裤要勤换，清洗干净后暴晒，注意大人和孩子的衣物、毛巾等分开洗涤、存放、使用。

（3）护理时监护人在接触孩子之前和之后都应先洗手消毒等。

（4）外用药物遵医嘱。

（扫码查看儿童尖锐湿疣病损图片）

围绝经期女性感染 HPV 该怎么办?

45 ~ 55 岁是女性的一个特殊时期，这也是女性绝经前后的一段时间，医学上称之为围绝经期，也是我们常说的更年期。此时女性卵巢开始出现衰退，激素水平降低，生殖器开始出现萎缩，容易出现月经不规律、阴道炎、分泌物异味、发黄、腰骶疼痛等妇科常见的症状，但往往并不能引起女性朋友的足够重视。

很多人会认为这是更年期症状，有炎症，“开点药洗一洗，上一上”，就会好转。但是 40 岁以上的女性恰恰又是宫颈癌的高发人群，由于 HPV 感染甚至到宫颈癌阶段的女性往往没有明显特异症状，而有些症状又混杂在更年期的概念中，很容易被忽略，所以对于这个年龄段的人群来说，定期筛查宫颈癌则尤为重要。

患 HIV/SLE 等免疫系统疾病的人群感染 HPV 该怎么办?

1. HIV 感染同时伴有 HPV 感染：目前这类情况越来越多。HIV 感染的女性有 HPV 感染时，因为免疫力缺陷，宫颈病变和宫颈癌的发生率增加，自动清除率更低，更应该缩短筛查宫颈癌的周期。有研究显示，HIV 感染者服用抗病毒疗法后，可能增加 HPV 自然清除机会，但毕竟免疫力不像非 HIV 感染的状态了，所以要密切监测宫颈病变情况，早发现、早治疗。

2. HPV 感染同时伴有 SLE（中文名为系统性红斑狼疮），是一种自身免疫性疾病，这种疾病的治疗需要应用很多激素及抑制免疫力的药物，所以因为大量长期应用这类药物，而 HPV 感染需要提高免疫力才可以清除，这样两者相反的状态，造成 HPV 感染的情况加重，这类情况不少见。

门诊曾经遇到过一个典型病例，患者 23 岁，未婚未孕，红斑狼疮 2 年多，因为红斑狼疮已经服用激素及免疫抑制剂等 2 年余，免疫力低下，不仅宫颈病变，还有外阴鲍文氏丘疹病，病情如下。

2016 年 6 月因 HPV 阳性、宫颈病变 CIN2 级行锥切术，2016 年 8 月红斑狼疮发病后，持续服用强的松和环磷酰胺等免疫抑制药，2017 年 10 月病理报告提示:（宫颈，活检）慢性宫颈炎，鳞状上皮增生，见挖空样细胞。2018 年 1 月 HPV 分型检测显示高危 16 型感染。

患者于 2018 年 6 月来我院就诊，阴道检查时未见宫颈穹隆突起和宫颈管口（因 2 年前的宫颈病变已经锥切过的宫颈改变），但会阴体一处皮肤黑变隆起呈现一片黑褐色斑丘疹，这是外阴病变的表现，经过 3 个月的治疗，2018 年 9 月 4 日 TCT 复查结果为未见上皮内病变或恶性病变。2018 年 10 月 HPV-DNA 为阴性。3 个月的治疗病毒清除，外阴病变同时去除。

病例分析：年轻女孩，体质太弱，因宫颈病变 2 级 HPV 阳性，已经锥切一次，同时因红斑狼疮服用强的松和环磷酰胺等免疫抑制治疗，这样在激素和免疫抑制剂等长期服用下，她的免疫力更低，使宫颈 HPV 感染在经历一次锥切后仍持续阳性，再次活检又见挖空细胞及慢性宫颈炎，而此时宫颈的阴道部已经都锥切掉，外阴因 HPV 感染造成的病变也在变大。表明自身难以清除病毒，并且有进一步加重的危险，好在经过我的综合治疗下，终于把外阴的病变和宫颈病毒彻底清除了。

第三章

"宫颈癌"疫苗——应该叫HPV疫苗

HPV疫苗的介绍

1. 二价、四价、九价具体是什么意思呢?

二价就是防止HPV16、HPV18的病毒感染，四价就是防止HPV16、18型、6型、11型的感染，其中HPV6和HPV11这两个型别主要是针对低危型感染造成尖锐湿疣的预防，九价可以预防HPV6、11型、16型、18型、31型、33型、45型、52型、58型一共九种型号的HPV感染。所以说几价就是指能预防几种型别引起的HPV感染，进而预防相应的宫颈癌发生。

2. 注射HPV疫苗的年龄要求?

二价疫苗的接种年龄为9～45岁，四价疫苗的接种年龄为20～45岁，九价疫苗的接种年龄为9～45岁。

HPV疫苗的发展史

HPV疫苗最早可追溯到20世纪70年代，到目前为止其研制已取得多项成果，2008年和2010年HPV的四价和二价预防性疫苗分别认证上市，是人类历史上第一个正式批准临床使用的可以预防肿瘤的疫苗。

近几年我国内地 HPV 疫苗已陆续上市，受众人群将会越来越多。最初很多人认为二价、四价是国外淘汰的疫苗，九价才是最“先进”的疫苗，其实不然，这完全是两个概念，因为二价和四价预防的包括的 16 型、18 型、6 型、11 型 HPV 感染，而这些 HPV 感染是我国及世界范围内的占大多数常见致病型，所以打上这类疫苗可以预防这些类型的 HPV 感染，继而减少这些型病毒感染引起的宫颈癌和尖锐湿疣发生。

疫苗有治疗作用吗？

咨询中经常有患者提出，感染了 HPV 后发生了宫颈病变（CIN），可不可以通过打疫苗来治疗 CIN？我们看一下九价人乳头瘤病毒疫苗（酿酒酵母）说明书，注意事项中的第九条：本品仅用于预防用途，不适用于治疗已经发生的 HPV 相关病变，也不能防止病变的进展。

预防 HPV 感染的疫苗主要在年轻女性未感染的情况下使用，对感染 HPV 或已经有宫颈癌前病变及宫颈癌的患者无效。

这类疫苗通常是用来预防 HPV 感染的，不是治疗性疫苗。所以，已经感染 HPV，或发生了宫颈病变的患者最为重要是应该进行正规治疗，这类疾病通过针对性的治疗是完全可以治愈的，这就是早发现、早治疗的重要意义。

HPV 疫苗也不是一劳永逸的

九价人乳头瘤病毒疫苗（酿酒酵母）说明书的第十条：本品

不能预防所有高危型 HPV 感染所致病变。尚未证实本品能预防疫苗不包含的 HPV 型别感染导致的病变，以及非 HPV 引起的疾病。

不要认为打了疫苗就可以一劳永逸！因为目前的疫苗不是全价的，就是说目前的疫苗不是覆盖了所有类型的 HPV。

尚未证实本品能预防疫苗中不包含的 HPV 型别感染导致的病变以及非 HPV 引起的疾病。这也就是我一直以来的观点，不要认为打了 HPV 疫苗就可以一劳永逸，一定不要有这种错误的认知，因为 HPV 疫苗不能覆盖所有的 HPV 分型。且疫苗对于人体的保护力不是永久的，持续的时间大概是 5 ~ 15 年，超过了这个年限，疫苗的效价就会下降，继而失去一定的保护力。目前，最长的随访时间还没有超过 15 年，所获的数据和研究结果都是非常有限的。

HPV 九价疫苗已经囊括了大多数的可以导致宫颈癌的 HPV 型别，但是打了 HPV 疫苗的女性，相关的宫颈癌筛查依然要进行，因为 HPV 的型别之多，这九价疫苗不能做到全覆盖，也不能确保百分百的保护，就是说目前九价疫苗还无法做到一劳永逸地预防所有类型的 HPV 感染及相应的宫颈病变及宫颈癌。

男性可以打 HPV 疫苗吗?

有临床数据显示，20 ~ 34 岁的性活跃男性群体中，男性感染 HPV 的概率要远高于女性，而男性感染后最常见的疾病就是尖锐湿疣，当然高危型 HPV 感染还可以导致男性龟头癌、阴茎癌、肛门癌等。有临床研究提示，男性群体接种二价或四价 HPV 疫苗后可以大幅降低 HPV6 型、11 型、16 型和 18 型的感染率，所以说男性群体接种 HPV 疫苗能大幅降低相关传染性。

WHO 数据显示，70% 的感染 HPV 的女性，都是被男性传播感染所致。因为避孕套的缝隙远远大于乳头瘤病毒的直径，所以也无法做到完全阻止 HPV 通过性行为传播。

但是目前我国国内尚未开放男性接种 HPV 疫苗。有些国家如澳大利亚、英国、韩国等开展免费为男性青少年接种九价疫苗，但还是很多国家没有开展男性接种 HPV 疫苗的服务，其中有一层考虑就是，避免因为打了 HPV 疫苗后，接种者对于性病预防方面心理上会彻底放松，导致滥交发生，从而引发其他如艾滋病、梅毒、淋病等无疫苗预防的性传播疾病的流行。

是否打了疫苗，就不会感染 HPV 了?

临床中确有一些打过同型别 HPV 疫苗后仍被感染的患者，她们会很疑惑的向医生咨询。其实九价人乳头瘤病毒疫苗（酿酒酵母）说明书，注意事项第一条很清楚的写到：接种本品不能取代常规宫颈癌筛查，也不能取代预防 HPV 感染和性传播疾病的其他措施。因此，按照相关部门建议，常规进行宫颈癌筛查仍然极为重要。

这类疫苗能预防一些型别引起的 HPV 感染，及相应的宫颈病变和宫颈癌的发生，其他的多种型别均没有包含在这三种疫苗里。比如，你打的是四价疫苗，但是你感染了 HPV58 型，所以说它的保护是有一定限度的。同样对于九价内的 9 种型号来说，也无法确保做到 100% 的免疫保护。所以我们强调打完疫苗后仍需要坚持筛查宫颈癌，因为疫苗只是减少了相应 HPV 感染的机会和相应宫颈癌发生的概率，就像穿防弹衣上战场，也不能保证不中弹死亡，因为还有防弹衣不能覆盖的地方。

给注射过 HPV 疫苗女性的几点建议

1. 宫颈癌的筛查依旧不可缺少，即使注射了九价疫苗，也要定期筛查宫颈癌，因为 HPV 疫苗不是百分百的保险！

2. 还是我常常说的洁身自好，杜绝高危性行为，从源头就进行控制，切勿认为接种了 HPV 疫苗后就不会再发生相关感染了。何况通过性行为还有很多性病可以同时发生，所以性行为的安全是最后的底线！

3. 一旦感染 HPV 或发生了 CIN 病变，应做到定期监测，早发现病变、早治疗。

HPV 感染是广泛存在的，绝大多数的感染者可以通过机体自身免疫清除，呈现为短暂性和自限性表现，只有少数患者持续感染高危型的 HPV 进一步发展为 CIN、原位癌，甚至浸润癌，这个演变过程相对缓慢，为筛查提供了充分的时间。

目前宫颈癌筛查已比较成熟，虽然预防性 HPV 疫苗能进入临床是医学的又一大进步，但仍需要不断研究观察和完善，因型别局限性，目前来说预防宫颈癌的问题上：定期宫颈癌筛查还无法完全被 HPV 疫苗替代。

HPV 感染是全球性问题，对于女性宫颈癌防治非常重要，而疫苗接种是否会增加不安全性行为，是否会造成其他性病如艾滋病的高发，也是应该引起关注的焦点。因此，为了减少疫苗接种所带来的误区，全社会各方应充分重视和正确宣传则显得非常必要。

第四章

宫颈癌的相关问题

宫颈是人体的哪个部位？它担负着怎样的职责？

宫颈癌是妇科常见的恶性肿瘤，主要是由高危型 HPV 持续感染引起的，2008 年德国医学家哈拉尔德·楚尔·豪森，因发现致瘤人类乳头状瘤病毒（HPV）是导致宫颈癌的主要致病因，而获得诺贝尔生理学和医学奖。

以前的宫颈原位癌高发年龄主要集中在 30 ~ 35 岁，浸润癌为 45 ~ 55 岁，但近年来发病年龄趋于年轻化。随着 HPV 疫苗的推广和宫颈癌筛查的普及，越来越多的女性对宫颈癌有了更多的了解，因宫颈癌年轻化趋势明显，所以预防和治疗也越来越受到人们的重视。

这里先说一下，女性的生理结构。这些身体结构的基础知识可能对于医生来说是再熟悉不过了，但临床中发现有很多女性都不清楚子宫在什么位置，宫颈和子宫是怎样的形态、结构，彼此之间是怎么关联的，先给大家做一个简单的科普。

子宫（图 3），人类的生命之源，是女性产生月经和孕育胎儿的器官，位于盆腔中央，在膀胱和直肠之间。子宫大小与年龄及生育有关，未产者的子宫约长 7.5 cm 宽 5 cm 厚 3 cm，子宫可分为底、体与颈三个部分。宫腔呈倒置三角形，深约 6 cm，上方两角为“子宫角”，通向输卵管。子宫壁由外向内为浆膜、肌层及黏膜（内膜）三层。

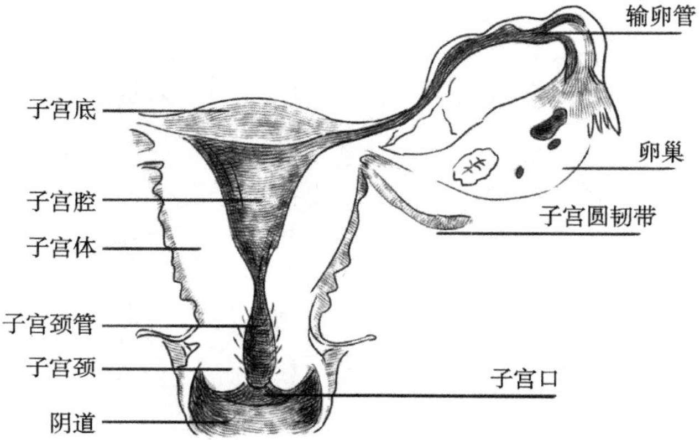

图 3　子宫

宫颈又称子宫颈（图 4），位于子宫下部，近似圆锥体，长 2.5 ~ 3 cm，上端与子宫体相连，下面连接阴道。宫颈大小与宫体比例随年龄及内分泌状态等而变化，绝经后随着子宫萎缩，宫颈也萎缩。

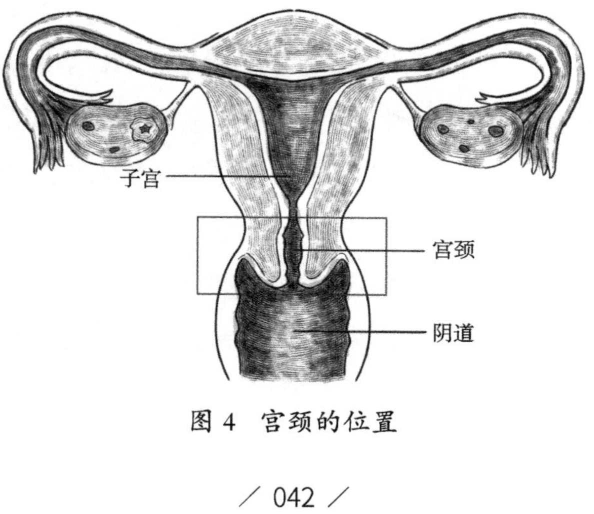

图 4　宫颈的位置

阴道顶端的穹隆又将子宫颈分为两部分：宫颈突入阴道的部分称宫颈阴道部，在阴道穹隆以上的部分称宫颈阴道上部（不在阴道里）。宫颈的中央为前后略扁的长梭性管腔，其上端通过宫颈内口与子宫腔相连，其下端通过宫颈外口开口于阴道。内外口之间即宫颈管。即子宫颈的内腔为宫颈管，子宫颈管下口称子宫外口，通阴道，宫颈口的前、后缘分别称前唇、后唇。未产妇的子宫口呈圆形，边缘光滑整齐，分娩后的子宫口通常为横裂状。

宫颈是子宫的开口处，我经常拿气球向患者解释，气球吹气的那个口就像是宫颈的口，系紧了里面的气才不会跑出来，宫颈口虽然不用打结，但道理是一样的，健康的宫颈口平时是收紧的，仅允许分泌物或月经排出。

因此，宫颈口粘连会导致月经血流出不畅或严重的阻塞导致无法流出，也有可能引起痛经或宫腔内积血积脓等，必须及时到医院治疗。

宫颈还有一个非常重要的功能就是女性怀孕后，为了确保子宫里的孩子不会掉出来，它会牢牢地把好这道关，守住这道门，托住里面的孩子，保护胎儿，预防早产；到了孕晚期宫颈又会变软，弹性也相对变大，可以扩张并为分娩孩子提供了“伸缩门样”的条件，当开始生产时宫颈口随着子宫收缩而变大，约 10 cm 左右大小的胎儿头才可以顺利娩出。但是如果宫颈经过了锥切，功能不全的情况下，守不住这道口的话，孩子就会掉出来，造成早产等不良后果。所以，对于锥切的患者，怀孕后是要对宫颈进行评估的，必要时做宫颈环扎术，主要就是为了防止孕中后期，随着胎儿越来越大，子宫越来越大，宫颈越来越短和变薄，出现早产、流产的情况。

宫颈同时也具有绝对的支撑和防御功能，前面是膀胱后面是直肠，以保证子宫体位于盆腔的中央，使子宫处于前倾或者是平位、后位的正常位置。同时宫颈作为子宫和外界的连接口，在预防宫内感染方面，宫颈也发挥着巨大的作用，守卫着子宫，抵御各类病原体的攻击和入侵，但宫颈本身的位置是一个内外的门户，一半在阴道内（相对外在），一半在腹腔内，反而自己比较容易受到病原体的侵害。

宫颈和子宫体对于女性来说绝非只是生育功能这么简单。在能够保留住、不威胁到其他器官和健康的情况下，我们更多的会希望尽可能的保留住宫颈，因为患者今后的生活质量也是医生和患者需要考虑的。

有效、积极地开展宫颈癌筛查意义重大

宫颈癌是全球女性第二大常见的恶性肿瘤，也是常见的妇科恶性肿瘤之一，同时还是目前所有癌症中唯一病因明确的癌症。

数据显示，从高危型 HPV 持续感染到发生宫颈癌，临床中普遍认为时间跨度可以长达 5 ~ 10 年甚至更长，所以有效、积极地开展宫颈癌筛查，早期发现并及时干预，才能够显著降低宫颈癌的发病率。

宫颈癌的全球发病率非常高，但是在一些发达国家经过大量的筛查和科普宣传，发病率在国际上排名已经降低很多。全球的

发病率将近 50 万 / 年，中国达 13 万 / 年，死亡人数多达到 5 万 / 年。2021 年 WHO 官方给出的 HPV 报告中显示：中国宫颈癌的发病率是 10.7‱，美国宫颈癌的发病率是 6.2‱，宫颈癌发病率高的原因之一是筛查率低！目前宫颈癌在中国是仅次于乳腺癌的第二大女性杀手。

医学发展到今天，通过科学的检查，如果能够早发现，宫颈癌在早期就进行干预治疗是完全可以治愈的。

宫颈癌前病变即宫颈病变（包括低级和高级）及时干预的意义在于：目前宫颈癌的年轻化趋势明显！我在临床中遇到过最年轻的宫颈原位癌患者仅为 16 岁，她的感染时间和癌变过程可没有持续太久！由此我们可以反思：一位女性从高危 HPV 感染到发生病变甚至癌变这个问题，如果还停留在：宫颈癌的发展时间需要 5 ~ 10 年的漫长过程的认知中，那么医生可能就会被常规认知所禁锢，从而影响到对患者个体差异的判断。

宫颈癌筛查的“益处”在于筛查技术的敏感性，可以在各个阶段：发现那些有可能发展为癌症的宫颈病变以及早发现原位癌避免到浸润性癌的人群，给予其及时的治疗。

宫颈癌前病变的早期干预治疗“益处”还在于杜绝癌变，尤其对于已经产生病变的、未到癌症的“中间层”，通过早期的干预治疗则可以最大限度地避免宫颈癌的发生。

数据显示，即便是已发展为宫颈癌，早期治疗 5 年生存率可达到非常高。全球近 40 年来的宫颈癌筛查结果也表明，开展宫颈癌的筛查可以有效降低宫颈癌的发病率与死亡率。在中国，自开展细胞学检查以来，20 世纪 90 年代死亡率较 20 世纪 70 年代降低了很多，这是一个质的飞跃，尤其晚期恶性宫颈癌的发病明显降低。但是目前筛查出的大量宫颈 HPV 感染者及宫颈病变的防治：急需找到好方法！

通过哪些检查可以发现宫颈癌？

宫颈检查目前是一项妇科检查的重要项目，观察宫颈上有没有肿物、糜烂、溃疡、息肉等，宫颈大小是否正常，表面是否光滑，质地是否过硬，有无子宫脱垂等。

正常宫颈周边隆起，中间有孔，质韧，肉红色，表面光滑，大小适中。

宫颈癌的筛查主要是在门诊患者采用截石位，医生用阴道窥器打开阴道后，肉眼评估观察宫颈及阴道情况，然后利用采样器从宫颈表面和宫颈管内刷取脱落细胞进行 TCT 和 HPV-DNA 检测，如有异常，会进一步做阴道镜检查和钳取各怀疑病变的位点进行病理组织检查，必要时加免疫组化进一步区分病变级别和癌变情况。目前，活检病理检查在宫颈病变和宫颈癌的确诊方面被视为诊断的金标准。

HPV 感染到宫颈癌都经历了哪些阶段？

高危型 HPV 持续感染是造成女性宫颈癌的最主要原因。最常见的引起癌变的亚型是 HPV16 和 HPV18，据报道可见于 70% 的宫颈癌患者。其他型（如 HPV26、31 型、33 型、35 型、39 型、

45 型、51 型、52 型、53 型、56 型、58 型、59 型、61 型、66 型、68 型、73 型、82 型等）也较常见，可能在不同的地域有不同的流行性。低危型如 HPV6 和 HPV11 等与癌症无关联，但可引起尖锐湿疣。

我们看一下具体的发展过程：

1. 高危型 HPV 感染。HPV 主要攻击的靶细胞是具有高度增殖能力的黏膜上皮、皮肤的上皮，主要是上皮结构。

如图 5 所示，上面的是表皮，下面叫基底层细胞。这个基底层细胞，就是我们讲的 HPV 主要增殖的部位，就在这个层面上增殖。我们皮肤只要有一些微小的破损，例如平时轻微的抓一下皮肤表面，挠红的这个状态，其实都会形成微小的破损，这就为病毒敞开了大门，HPV 表面有很多“吸盘”，使它可以牢牢地吸附在

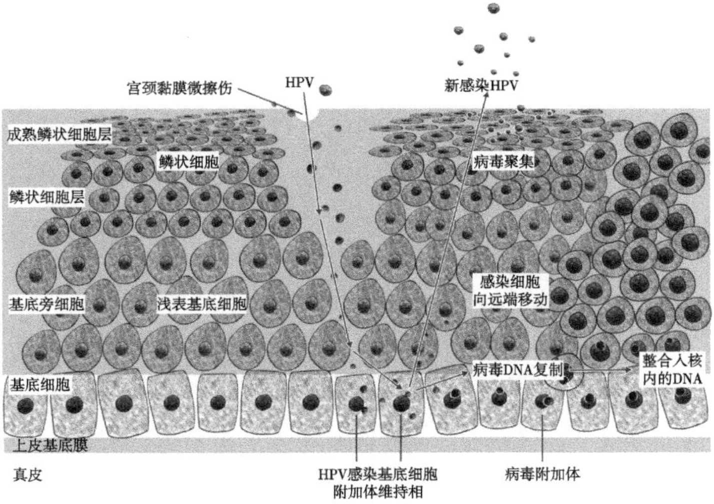

图 5　HPV 感染到病变的模拟

我们皮肤表面伺机而动，HPV 这时就可以很轻松地钻入，并且直达基底层进行繁殖与增生。如果人体的免疫力足够强的话就会自动清除，但免疫力比较低的话，病毒则非常容易在人体的表皮下存留与复制，有一部分复制增生，严重的还会致病变和癌。

如果人体表面皮肤非常完整的时候，病毒是没有办法的入侵。它只能通过皮肤黏膜的微小创面进来，这个创口我们人体甚至都感觉不到，进来之后在上皮组织的基底层细胞内生长繁殖，最后随上皮细胞增生代谢到表面脱落再释放出来，完成一个病毒的生命周期，上皮的这个周期约 50 天左右。

我们皮肤的物理屏障受到破坏，病毒就能够感染。所以在我们传染病领域经常说，人的皮肤黏膜的完整性是非常重要的。只要皮肤黏膜、生殖器黏膜都是完整的，病毒就不易感染。但这属于非常理想的状态，也是不太可能的。

尤其在人类性的密切接触中，这种微小的创口是肯定会产生的。这种微小的创口不是我们肉眼可以看到的，所以微观病毒进去也很容易进入上皮内，加之很多女性宫颈柱状上皮外翻、宫颈表面存在炎症等异常状态下的病毒浸润机制可能不需要所说的上皮破损。

女性的子宫颈鳞状上皮和柱状上皮交界处细胞的成熟度和结实度都很差，也容易形成感染。以往我们说 HPV 感染造成的宫颈癌，往往就在宫颈的鳞柱交界部更容易发生，是宫颈癌常见发生部位，而现在我们认为这个观点不完全正确，也可以说这个观点已经有些陈旧了，实际上从目前临床患者的情况来看，HPV 只要可以驻扎的部位，发生了持续感染后，都是可能出现癌变的，如阴道癌、外阴癌、肛门癌等。

2. 持续感染状态。接下来再具体说一下宫颈病变的自然病程，这个过程具体怎么发生，科学还不能确定，估计是当病毒感染了上皮的基底细胞后，随着上皮细胞的增生及病毒颗粒会整合到上皮细胞核的 DNA 中，引起细胞核的 DNA 异常变化，最终可以导致宫颈病变甚至癌变，所以经过严密的定期随访观察到已经发生病变的感染者，要早发现、早治疗。

从 HPV 感染发展到癌症的时间各有不同。有 60% 或更多的轻度不典型增生会自然消退，只有大约 10% 在 2 ~ 4 年中发展成中、重度不典型增生，在一些病例中，中、重度不典型增生可能不需要经过轻度不典型增生。低于 50% 的重度不典型增生可进展为浸润性癌，年轻女性发展为浸润癌的概率相较来说要低于高年龄的女性。

通常轻度的不典型增生经过 10 年左右的自然演进过程发展成为癌，虽然这个过程是渐进的，但我们无法随时发现这个变化过程，只能定期监测这个变化的某个阶段，及时治疗防止到癌变，这就是宫颈癌筛查的目的。临床中患者从发现感染到病变、癌变的时间不是可以估算的，每个个体的免疫状态及宫颈局部免疫状态都是不一样的。因此，我们强调宫颈癌的筛查非常重要，发现感染定期随访监测，早发现病变早治疗，不要等待癌变的发生。

3. 宫颈病变（CIN1 到 CIN3）。在这里，我拿 TCT 的检查报告举例，TCT 的报告中我们可以看到这些英文缩写，分别代表着：

CIN：宫颈上皮内病变；

LSIL：低度鳞状上皮内病变；

HSIL：高度鳞状上皮内病变；

ASC-US：意义不明的非典型鳞状细胞；

ASC-H：非典型鳞状上皮细胞：不排除高度鳞状上皮内病变。

4. 宫颈癌变（包含部分CIN3级累及腺体甚至原位癌）。浸润性子宫颈癌被定义为有异常细胞浸润突破基底膜侵袭到下面的致密纤维结缔组织。病变开始于微小浸润癌，窥器检查肉眼观察不到，需要用锥切术或子宫切除术获取标本进行组织学诊断。病变进一步扩大浸润范围，可浸润到阴道、盆腔壁、膀胱、直肠和远处器官。如果不及时治疗，宫颈癌进展方式难以估计，最终会导致死亡。如图6所示，展示了HPV感染到各级病变再到癌变的过程。

所以，从源头来说，如果能杜绝HPV感染，自然是不会得宫颈癌的，而且根据病情的发展来看，即使出现了第二阶段的持续感染状态或者已经发生第三阶段的宫颈病变也不用过于担心，因

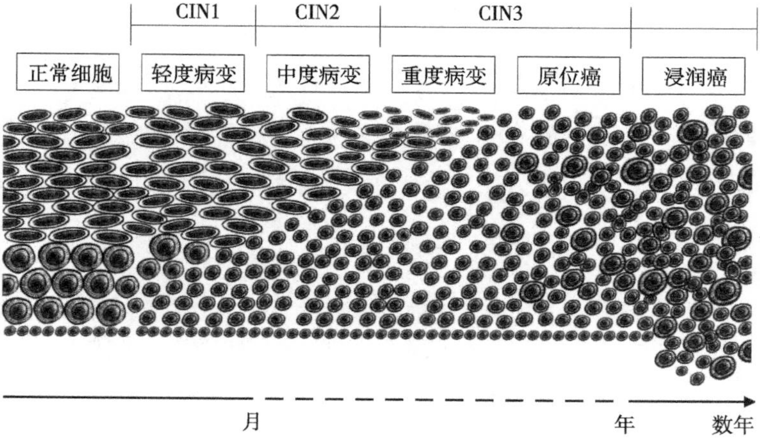

图6　HPV感染到各级病变再到癌变的过程

为在这期间进行干预治疗，最终还是可以达到痊愈的效果，杜绝宫颈癌的发生。所谓的概率、研究数据都是基于群体统计的数据，不能用于个体的评估，放到个人身上呢？只有 0 和 100% 的区别，心存侥幸就是冒生命之险。因此，早筛查、早期发现、早期治疗是最好的防止宫颈癌的途径。如果做好“三早”和宫颈癌的三级预防，宫颈癌是人类未来可以消除的癌症。

由图 7 我们也可以看出：①越是高级别的 CIN 患者越不容易自我清除，发展到浸润癌的比例越高；②绝大部分浸润性鳞状细胞癌在发生之前都有一个可检测到的上皮内病变阶段。因此，用细胞学加上高危型 HPV 做宫颈癌的筛查可以早发现 CIN，这样就可以在发生浸润癌之前及早治疗，把病变清除掉。所以，定期检查、早期发现、及时治疗，是可以有效预防宫颈癌的发生的。

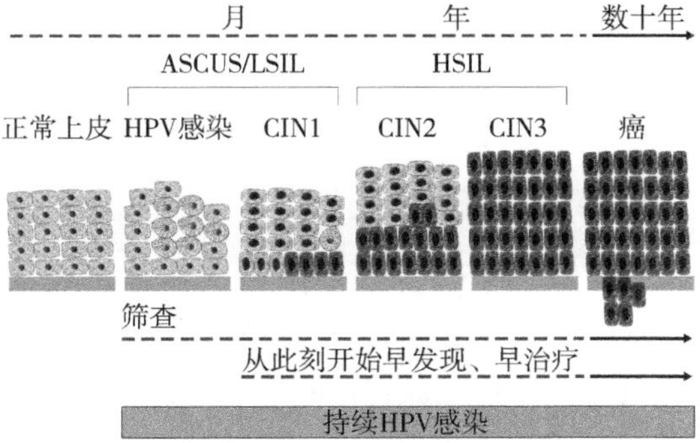

图 7 持续 HPV 感染最佳干预阶段

宫颈癌会出现哪些不适症状？

虽然感染 HPV 是宫颈癌变的基本病因，但感染病毒之后其发展方向有两种可能，一种是持续感染后发生病变甚至癌变；另一种可能只是一过性感染，自己通过提高免疫力就能清除。

也就是说大多数 HPV 感染，不管分型如何，存在时间都比较短暂，但要注意的是仍有少数会长期存在，这其中又有一部分感染者会继续发展至癌前病变和浸润癌。遗憾的是没有医生能评估哪个患者可以清除，哪个患者可以进展到病变甚至是癌变，因此筛查出的大量 HPV 感染者处在焦虑和惶恐中！

这个病毒感染特别奇怪，它不会引起强烈的免疫反应。因为它一般不入血，也不入淋巴结，感染之后几乎没有症状，不会感觉不舒服，也不会导致人体发热，只是病毒在利用表皮细胞繁殖它的下一代，病毒基因跟上皮细胞内基因整合，造成细胞基因组的突变，只有它致病变了，人们才会通过活检发现病变甚至癌变，所以很多人都会不知不觉长期携带病毒。

举个例子，如果你身上长个疖子，细菌感染，可以发生红肿热疼，我们自然就会想办法去处理它。而 HPV 感染的时候，它躲开了免疫系统的识别，我们“察觉不到”的。由于它不会引起强烈的免疫反应，也不伴随明显的炎症反应，所以我们说它是一个“默默的病毒”，造成的感染也往往呈现潜伏状态。

但是从 HPV 感染到病变甚至癌变，还是有一些症状可循的。因为毕竟病毒造成了慢性炎症，病毒感染的附近组织里有大量淋巴细胞浸润，肯定有很多慢性炎症因子等。在临床实践中发现有许多症状与宫颈 HPV 感染造成的慢性炎症有关，如下腹痛、后腰骶酸痛、外阴瘙痒、尿频（夜尿增多）、阴道不规则出血等都属于相关症状。就是说 HPV 感染可引起宫颈的慢性炎症，而宫颈炎症会引起上述症状。但是引起宫颈炎症的病原体其实很多，HPV 只是其中一种，不过我认为是最重要的一种。

我在临床实践中发现大部分患者通常有上述相关症状，甚至部分患者可以同时存在多种症状。而现在多认为上述症状与 HPV 感染无关。所谓的“无症状”的患者反而更加危险，因此他们不主动筛查和就医，当被动发现时，往往病情很重。

宫颈癌的发病率逐年增高，但是近 30 年来我国宫颈癌的病死率有显著下降，主要归功于筛查的普及和治疗的及时，因为宫颈的病变、癌变都不是突然发生的，是逐步的、阶段性的发展过程。所以，只要你有性生活，就应该进行定期的筛查，在发生癌变之前发现，及时治疗，这是有效杜绝宫颈癌的最好方法。尤其对于那些“无任何不适”的女性来说，定期筛查更为重要。

当然，有相关症状的患者，应尽快就诊，尤其在其他妇科问题都排除后，症状还不能减轻的，应考虑是否有 HPV 感染。需强调，后腰骶酸痛区别于一般的腰痛、腰椎问题，主要表现为躺下后症状加重，起身后反而症状减轻；而阴道不规则出血和性交出血始终被认为是宫颈癌的典型症状，更加需要引起重视。

另外，我要强调一下有一个症状比较特异：有一些患者主要表现为外阴瘙痒且比较顽固，误认为湿疹、各种阴道炎等，但是排除了这些疾病后还瘙痒，应考虑是 HPV 感染造成的，因为我的临床实践中，当清除了 HPV 后，绝大多数患者外阴瘙痒不治而愈。

造成宫颈病变和癌变快速进展的十大因素有哪些？

宫颈癌的主要病因是高危型 HPV 持续感染导致的，另外还有多种因素会加速 HPV 感染进展到病变或癌变。

1. 性生活过早和性生活频繁。有数据表明，初次性交年龄过小是高危型 HPV 感染的危险因素，初次性交年龄在 14 ~ 15 岁的女性风险最高。因为处在青春发育期的女性，宫颈的发育也还未完全成熟，自身对病毒等病原体的防御能力比较低，这也是近年来宫颈癌年轻化的原因之一。

2. 性生活乱，多性伴。女性宫颈疾病的发生和性伴侣的性行为、性病、包皮过长等均有关。男性婚外性伴侣越多，携带病原菌的可能性就越大，越易使女方感染。包皮和冠状沟的污垢包含着大量细菌、病毒、真菌等，非常容易通过性行为传染给女方。女性的多性伴行为当然毫无疑问的是：HPV 感染及宫颈病变、宫颈癌的高危因素。建议已婚的男性：为了妻子的健康，在性行为前也必须清洗外阴，做好个人卫生；包皮过长者建议进行包皮环切等。

3. 高危性行为：不戴安全套和没有正确戴安全套。

4. 女性多产、多次人工流产等容易损伤宫颈。

5. 应用各类激素，包括口服避孕药，引起免疫力和宫颈局部免疫力降低。目前的避孕药，也包括治疗需要的雌激素、孕激素等方面的药物，这些激素药物会促进 HPV 的快速繁殖与增生，引起病变进展更快。

临床中经常遇到 HPV 单纯感染的患者，持续几年都没有发生病变，由于月经不调或者其他问题服用激素类药物后，快速进展为宫颈病变。所以临床中我们对于 HPV 感染者伴有月经不调时，常建议先治疗 HPV 相关的问题，待 HPV 清除后再进行激素等治疗。

因为系统疾病如系统性红斑狼疮、风湿、类风湿、结缔组织病、肾病、再生障碍性贫血、特发性血小板减少等血液系统疾病等，在系统应用糖皮质激素和各种免疫抑制剂，以及艾滋病等系统免疫缺陷病的患者，免疫力整体降低，更容易引起 HPV 感染快速进展。

6. 吸烟、生活和饮食不规律等是很多癌症的危险因素。吸烟的妇女几乎患所有癌症的危险性均较高，包括宫颈癌。熬夜和饮食没有规律，吃凉受冷尤其腹部受冷（比如患者都有自己的生活经验：腹部冷空调直吹后就出现腹痛），这些因素都不利于宫颈 HPV 感染的自动清除。

7. 卫生习惯不良：如平时经常冲洗阴道，造成阴道微生态紊乱，局部免疫力下降，使宫颈 HPV 感染不易自行清除，甚至引起 HPV 感染的病变和癌变加速进展。但每天用温水清洗外阴是非常正确的。

8. 患阴道炎和宫颈炎。引起宫颈炎、阴道炎的致病菌的分布范围很广。特异的性病病原体，如淋病、衣原体、支原体、梅毒、生殖器疱疹、艾滋病病毒等直接造成的宫颈炎，使宫颈 HPV 感染进展快。导致念珠菌（常说的霉菌）性阴道炎、滴虫性阴道炎、常见的细菌性阴道炎、细菌性阴道病等的常见病原体感染通常也是宫颈 HPV 感染不易清除的原因，因为这些病原菌引起的炎症反应更加抑制了宫颈局部免疫力。

9. 乱用抗生素。乱用抗生素容易引起阴道菌群失调，临床中经常有患者自行口服抗生素后就发现霉菌性阴道炎等，这也是宫颈及阴道内 HPV 感染不易清除甚至进展快的原因。

10. 遗传易感性。近些年有研究发现，子宫颈癌在人群中存在家族聚集性。如母亲 HPV 感染甚至宫颈病变或癌变，女儿也是。这种情况首先需要说明的是宫颈癌并非遗传病，多半是因为同一家族对于 HPV 易感性和免疫力等问题造成的，也不能排除环境及物品污染而感染。

宫颈癌和遗传

关于这个问题我想给大家先讲一个病例。

曾有一个患者因母亲患宫颈癌去世，自己又发现了宫颈病变 2 ~ 3 级，这就已经算是宫颈癌的高危人群了。一个家庭中出现两名宫颈病变或者癌变的患者，对于这个家庭来说心理承受的压力非常大！可是我们要用“魔咒”二字去解释吗？

当然不是！我们需要了解整个致病原因和致病过程，才能更好地做好预防。

来看一个具体病情。女儿许某，年龄 27 岁，2019 年 1 月来诊：后腰骶酸痛持续 5 年，2018 年 11 月通过 TCT 筛查发现了宫颈鳞状上皮内低度病变，HPV51、56 型、81 型感染，高低危 3 种型号共存；2018 年 12 月阴道镜活检病理诊断为（宫颈 6 点、8 点、11 ~ 1 点）黏膜慢性炎症伴腺体鳞化，表层内见挖空样细胞，其中（11 ~ 1 点）考虑为低级别上皮内瘤变，建议做免疫组化 P16、KI-67 染色以明确诊断。补充报告显示（宫颈 11 ~ 1 点）黏膜慢性炎症伴腺体磷化，表层内见挖空细胞，局部鳞状上皮呈高级别上皮内瘤变（CIN2 级）。

母亲刘某，49 岁，2018 年 6 月因宫颈癌进行了子宫全切手术，于 2019 年 3 月复查阴道残端 TCT 检查显示鳞状上皮内低度病变，HPV 检测阳性，鳞状上皮细胞癌抗原（SCC）数值显示为 0.8，4 月随女儿一同来诊。

简单总结下这母女病情重点：母亲子宫癌切除后，阴道残端又发生了病变，而女儿则查出了多型号的 HPV 感染及宫颈的 CIN2 级病变。

这已经不是第一例母女二人同时来诊的情况了。门诊中我还遇到过祖孙三代都因此而患病的，外祖母因宫颈癌已经去世，母亲宫颈癌子宫全切，女儿宫颈 HPV 感染及宫颈病变。除了母女的情况，门诊还有姐妹俩一同来诊的，都是因为 HPV 感染和宫颈病变的问题。

很多人心里可能已经打了个问号，难道宫颈癌会遗传吗？我们上面已经了解过了宫颈癌的发展过程主要是以下四个阶段：

①高危型 HPV 感染 →②持续感染状态 →③宫颈病变（低度到高度即 CIN1 ~ CIN3）→④宫颈癌变（包含部分 CIN3 级累及腺体）。

由此我们就可以清楚地看出 HPV 感染才是宫颈癌的“真凶”，所以可以肯定地说宫颈癌不是遗传病，主要是高危型 HPV 持续感染造成的，如果没有高危型 HPV 的感染，基本不会得宫颈癌。

但是这样的家族还是具有一些共同特点，而这个特点是可以遗传的，那就是同一家族易感基因的问题。这个易感基因可以简单理解为这个家族的女性成员普遍对于 HPV 的抵抗力要弱一些，也就是说同样感染 HPV，别人可以自我清除，而就这类人只能往病变或癌变发展。

针对宫颈癌的病因：高危型 HPV 持续感染，我一再强调洁身自好很重要，从源头开始就进行防范，日常还应多注意清洁、卫生，不共用私人物品，杜绝不洁性行为和多性伴的行为等。这样即使你和你的家族遗传了易感基因，但是如果遇不上 HPV，自然就体现不出易感性了。反之，对于家中有亲属，尤其是直系亲属有过宫颈癌病史的家庭成员，则更应重视宫颈癌的筛查。

宫颈病变的分级

子宫颈上皮内病变是反映宫颈癌发生、发展过程的病理改变，这些病变是连续的改变，并非有截然界限。

常用的病理学诊断和分级分两种：

第一种：子宫颈上皮内病变分为 3 级，即 CIN 分为 CIN1、CIN2、CIN3。

第二种：采用与细胞学分类相同的二级分类法，即 LSIL 和 HSIL。

两种分类对应为：LSIL 相当于 CIN1，HSIL 包括 CIN2 和 CIN3。

近几年的免疫组化对分级提供了更准确的证据。

LSIL 相当于 CIN1，也就是临床上所说的宫颈低级别病变，鳞状上皮基底层及副基底样细胞增生，细胞核极性轻度紊乱，有轻度异型性，核分裂象少，局限于上皮下 1/3 层，P16 染色阴性或在上皮内散在点状阳性。

HSIL 包括大部分 CIN2 和 CIN3，也就是宫颈高级别病变，细胞核极性混乱，核浆比例增加，核分裂象增多，异性细胞扩展到上皮下 2/3 层甚至全层，P16 在上皮大于 2/3 层面内呈弥漫连续阳性。

当发生 HPV 感染的问题时，宫颈黏膜上皮的浅、深层次的感染是不同的，每一层都有可能感染病毒，病毒从基底膜开始感染，逐渐向表面生长，形成 CIN1 级、CIN2 级，形成全层时就是 CIN3 级了，这是指层次上的不同。打个比方：像农民种地把种子埋在土里一定深度，种子发芽从地里往地面长，长出地面才可以看到秧苗，这个种子相当于病毒，长出的秧苗就类似病变，所以宫颈病变甚至宫颈癌的治疗过程中只有清除了病毒，才可以避免再次长出病变，甚至再次癌变复发的问题。

另外，HPV 可以感染的部位也是不同的，这种感染可以发生在宫颈表面，也可以发生在宫颈管的各个部位，这是经典的宫颈癌防治关注的部位。我的临床经验提示：原来除了宫颈及宫颈管外，HPV 可以在任意的部位感染，如阴道壁、外阴、肛门周围、肛管内、尿道口、口腔等。上述皮肤黏膜的任何部位都能发生感染，甚至部分感染造成病变，甚至癌变。

宫颈病变 CIN3 级累及腺体是宫颈癌吗?

CIN3 级累及腺体在病理学上是最接近子宫颈原位癌的，发展为子宫颈浸润癌的风险也是最高的，它实际上包括重度非典型增生和原位癌，有数据统计 20% 的 CIN3 级患者可在 10 年内发展成为子宫颈浸润癌。这个阶段早发现、早治疗可以有效地降低浸润癌的风险，且早期的治愈率也相对高很多，所以并不能说 CIN3 的宫颈病变就是宫颈癌，但这种情况不能完全排除有癌变的地方。想强调一点：这个 3 级病变是从上皮全层的纵深角度确定的，不是整个平面的宫颈及宫颈管的全部面积，一般只是部分某点位上的改变和癌变，但也有部分发生融合性病变，就是几个相邻的病变或癌变增生融合成一块了，但它不像空腔脏器内的整个实体瘤。

有关“宫颈糜烂”的问题再议

“宫颈糜烂”这个词，成年女性基本都应该听说过，虽然已经在 2008 年的本科生第 7 版《妇产科学》教材中被取消，换之以“宫颈柱状上皮异位或外翻”这一生理现象描述。但是不得不说，有很多女性依然为此而困扰，妇科检查中，很多医生也依然会给出糜烂几度的评估，可见其临床现象是真实存在的，对女性仍有一定的影响。“宫颈糜烂”单纯就肉眼判断：都是红红的肿胀的一片，难以区分外翻或糜烂。

1. 那么“宫颈糜烂”到底是不是疾病?

虽然过去我们会根据范围及程度不同，将宫颈糜烂分为轻度、中度和重度，以此来确定其病情的程度，但其实此“糜烂”并非真正的糜烂，而是包括宫颈管上皮外翻，真正的糜烂（上皮缺失）还有很多情况如宫颈急慢性炎症充血等改变。但需要注意的是，仅仅单纯的宫颈管上皮外翻也往往伴随着宫颈炎症充血水肿，所以宫颈管内皮才出现这种特殊部位的向外翻出，并且外翻的上皮是柱状单层上皮细胞，抵御阴道内环境的抗力肯定小于鳞状上皮的多层细胞，这种现象应该引起注意！实际临床中，所谓的“糜烂”往往伴有其他问题，如炎症、细菌、病毒、真菌等的感染，而这样的宫颈局部免疫力低，更容易在 HPV 感染状态下形成持续感染，甚至宫颈病变及癌变等。一旦这种情况发生，病变和癌变很容易发生融合性改变，而非灶性或局限哪个点位上改变。

我的临床经验认为应该认真对待这样的问题，不能简单认为：宫颈糜烂或外翻不需处理，但是处理又需要技巧，处理原则要轻微，目的是让局部炎症减轻，让宫颈恢复光滑表面，这样抵御外来病原体的感染的能力也增强。

2. 宫颈糜烂可能是性生活频繁造成的吗?

之前的观念认为，过于频繁的性行为会引发宫颈糜烂，但临床中发现，未进行过性生活的女性也会存在宫颈糜烂，这时往往是女性生理激素水平变动引起的“外翻”。但在此薄弱单层柱状上皮基础上的性生活可能引起宫颈感染和炎症加重，所以性生活是宫颈炎或其他妇科疾病的诱因，并不会直接引起宫颈糜烂。但是已经存在“糜烂”状态后的女性频繁性生活，可导致炎症加重或加快宫颈 HPV 感染的宫颈病变的发生或发展。

3.“宫颈糜烂”会诱发宫颈癌吗？

当然不会。

“糜烂时间长就会得宫颈癌，因为糜烂会造成炎症，炎久必癌”这个说法同样也不是很恰当。单纯的“宫颈糜烂”不会造成宫颈癌。宫颈癌是宫颈鳞状上皮发生异常增生，主要是由高危型HPV 持续感染所致。

但当存在高危型 HPV 持续感染时，如果同时存在宫颈炎或真性糜烂等情况下，HPV 自我清除的概率则相对要低，宫颈癌发生的概率就要相对增高。就是“生理性外翻”的柱状单层细胞的上皮，抵抗力也肯定不如多层细胞构成的鳞状上皮层，在阴道内环境和 HPV 感染的作用下，宫颈病变进展的机会也增加。

4. 宫颈糜烂需要治疗吗？什么情况下需要治疗呢？还是所有的“宫颈糜烂”都可以置之不理呢？

如果宫颈肉眼看上去是红红充血的状态，类似以前的“宫颈糜烂”样外观，我个人经验认为：应用微波等物理手段在有经验的医生的治疗下，把这种上皮处理掉，宫颈外露在阴道的部分再生出鳞状上皮，看起来不再如糜烂样改变，应该是好事，因为多层鳞化上皮总比单层柱状上皮抗力强。因为宫颈柱状上皮是单层的，外翻在阴道环境下，单层柱状上皮的抵抗力低于复层鳞状上皮，如果此时有 HPV 的话是很容易被其感染的，诱发宫颈癌的风险就会随之变高，但是需要注意治疗的深度和广度，避免宫颈口狭窄和粘连。

第五章

预防 HPV 感染和宫颈癌的发生

国家为什么强调并开展两癌筛查?

目前，很多癌症的病因都是不明确的，至少现在的医学水平还很难解释癌症是什么导致的。但宫颈癌却是目前唯一一个能够明确病因的癌症，高危型 HPV 持续感染是宫颈癌的病因，几乎 99.9% 的宫颈癌组织都有高危型 HPV-DNA 表达。通过子宫颈癌筛查可检查出宫颈是否有病变和癌变。又因为宫颈部位的位置处于阴道内，相对腹腔内的肝脏或胰腺癌变（这些内脏部位的病变和癌变筛查比较难），比较外在，可及性很好，很方便就能在出现癌变之前发现病变，所以说宫颈癌也就成了可以方便筛查和治疗的可预防的一种癌症。

两癌是指哪两癌呢？就是宫颈癌和乳腺癌，这两种癌是女性特有的癌（其实男性乳腺癌也有少量发生），通过加强筛查可以早发现、早治疗。尤其乳腺癌，自己就可以检查，而宫颈癌必须到医院检查。

两癌筛查可将这两种危害女性健康的癌症实现早诊断、早发现、早预防、早治疗。

宫颈癌的发病率在女性生殖系统肿瘤中仅次于乳腺癌，居第二位。我国每年有新发病例约 13.15 万，占世界宫颈癌新发病例总数的 28.8%；我国每年因宫颈癌死亡人数约为 5 万，且农村高于城市，发病高峰年龄为 40 ~ 70 岁。随着性病发病率的上升，年轻妇女宫颈癌的发病率有上升趋势，每年增速达 2% ~ 3%。

这种宫颈癌的年轻化趋势越来明显，以 36 ~ 50 岁最为集中，占患病人数的 57% 左右，尤以 41 ~ 47 岁的女性人数最多。20 世纪 70 年代，30 岁以下年轻妇女患宫颈癌仅占 0.5%，而 90 年代以后，30 岁以下年轻妇女患宫颈癌所占比例升至 15% ~ 20%。

我们知道宫颈癌的病因就是高危型 HPV 的持续感染，人体感染 HPV 后，通常不伴有明显的炎症反应，虽然说 HPV 的衣壳蛋白具有免疫原性，但在自然感染过程中不能有效地影响到免疫系统，在 HPV 复制过程中，不发生细胞溶解或者细胞病理性死亡，所以人体免疫系统也很难发现病毒与病毒蛋白，加上 HPV 复制周期较长，HPV 轻而易举地就可以逃避免疫系统的监视。

所以早期宫颈癌往往是因为主动体检被发现的，因身体疼痛或阴道非正常出血等明显的信号出现时被查出者，往往已是晚期癌，失去了最佳医治机会。

也就是说，HPV 往往不会引起明显的免疫反应，人就不会有明显的感觉。病毒感染的呼吸系统疾病，如感冒，就有发热，咳嗽、全身不适等症状，人们可能会想到去医院就医，但是 HPV 感染皮肤黏膜上皮组织，基本没有发热，也不疼痛，就不会想起去医院。由于宫颈的位置内在而又与外界相通，是潜在的暴露器官，当其发生病变甚至癌变时，患者往往不能通过自我检查发现，所以要想早期发现宫颈病变及宫颈癌，就必须主动去医院进行检查。

我建议只要有两性性生活的女性，都要定期筛查宫颈癌，尤其要做 HPV 的检查，因为只做 TCT 检查，这个细胞学检查的敏感性稍差，容易漏诊。尤其多性伴的双方，不是固定性伴的情况下，女性更应该随时筛查 HPV 感染、宫颈病变及宫颈癌情况。

感染了 HPV 就一定会得宫颈癌吗?

经常有患者问我:“刘主任，感染了 HPV 多久会变成宫颈癌?得宫颈癌的概率有多大? 能自我清除吗?”

总有 HPV 感染者因此而惶惶不可终日，甚至陷入抑郁状态，其实大可不必。

并不是感染了 HPV 的女性就一定会得宫颈癌，因为宫颈癌的致病因素是高危型 HPV 的持续感染，只有形成持续感染的状态才有可能最终导致宫颈癌。

HPV 感染很常见，有报道表明，如果对女性进行密切的检测，开始性生活两年内 50% 女性可以发现生殖道 HPV 感染。

又有很多研究表明，女性一生中生殖道 HPV 感染的概率为 80% 多，其中大多数的 HPV 感染是一过性的，可以自动清除。但仍有 20% 左右的 HPV 感染者因自身免疫等因素无法清除 HPV，形成 HPV 持续感染。

所以说，对于大部分人，HPV 其实没那么可怕，但是对于那些持续感染的患者来说，身体健康和生命还是受到了一定威胁。我致力于与 HPV 作斗争，很重要的一点也是因为宫颈癌是完全可以预防的，即使已经感染 HPV，在相对较长的感染时间内，只要能做到定期监测，可以在形成癌变前的任何时间，通过治疗防止癌变的发生。通过我近 20 多年的临床实践不停地探索，已经可以做到清除 HPV。当 HPV 清除时，就不会患宫颈癌了。当今还因为宫颈癌而失去生命的女性，我觉得太遗憾了，是因为自身没有重视自己的健康，自己才是健康的第一责任人。

宫颈癌筛查全覆盖：必做 TCT 加 HPV 检测

1. TCT 报告：TCT 的中文是薄基细胞学检查，主要用于检查宫颈上皮细胞病变情况，它除了能发现宫颈病变及癌变情况外，另外也可以对微生物感染如滴虫感染、霉菌感染、细菌感染、HPV 感染及疱疹病毒感染等进行提示。

TCT 检查是细胞学检查方法，通过刷取宫颈脱落细胞，看细胞有没有病变，从而估计细胞来源的宫颈组织是否发生病变或癌变。我们知道细胞有细胞核、细胞浆、细胞膜，这些形态学在显微镜下就可以看到，我们通过显微镜放大，可以看到宫颈细胞（包括鳞状上皮细胞和柱状上皮细胞）是否发生形态异常，如细胞变形、细胞核变形、细胞浆变少，核浆比例变化等。

目前常见的 TCT 检查结果报告的解读及其意义有以下几种。

（1）ASC-H：非典型鳞状细胞、不排除高度鳞状上皮内病变。提示可能有癌前病变，但是不能明确诊断。通常建议做阴道镜检查和组织活检，以进一步明确宫颈病变的程度，这种情况提示非常重要，一定不能忽略不管。

（2）ASC-US：不能明确意义的非典型鳞状细胞。意思是宫颈细胞发生了变化，建议进一步明确病变情况，需要阴道镜检查和必要时做组织活检，也是不能忽略的情况。

（3）LSIL：低度鳞状上皮内病变。提示发现确定的病变，至少是低级病变类，进一步需要做阴道镜及活检确定病变级别及是否有癌变，因为最终的金标准是活检病理。

（4）HSIL：高度鳞状上皮内病变。提示有高级病变细胞，必须做阴道镜检查和组织活检，确定病变程度及是否癌变，这种情况必须采取相应治疗，否则进展为浸润癌的可能性较大。

（5）AGC：非典型腺细胞。提示宫颈管腺体细胞发生变化，往往是病变发生位置比较深入到腺体的情况。建议进行阴道镜检查并刮取宫颈管的组织以明确诊断。

（6）化生细胞：通常有成熟化生细胞和未成熟化生细胞。成熟化生细胞是好现象，是正常上皮修复的表现，对于宫颈外露在阴道内的化生上皮应该更能抵抗阴道环境下的各种细菌和环境变化。后者的未成熟的化生细胞需要注意：要重视是否有病变或癌变的情况发生。

（7）HPV：人乳头状瘤病毒感染。提示有 HPV 感染，需要进一步做 HPV 检查，来确定是高危型 HPV 感染还是低危型 HPV 感染。但是这项提示有些问题需要澄清：因为 TCT 检查是看细胞改变，此项只有见到细胞浆内的挖空现象，才提示有 HPV 感染，而很多情况下 HPV 感染还没有在细胞浆内表现出这种情况，所以不能提示有 HPV 感染。但查 HPV-DNA，却可及早发现病毒的感染，所以这项提示病毒感染的结果只能供参考，就是说见到挖空细胞可以提示有病毒感染，但未见到挖空细胞不能排除 HPV 感染。

（8）提示有霉菌、滴虫、疱疹感染。是显微镜下见到了这些病原体，疱疹感染是见到细胞内的包涵体，这些为阴道炎提示了一些感染源，以便提供针对性治疗。

（9）炎症的分级。根据显微镜下炎细胞的大概百分数，小于 50% 为轻度，50% ~ 75% 为中度，大于 75% 为重度；还有就是会结合看宫颈细胞的变形程度，及是否有霉菌、滴虫这类的病原体出现，两者都提示异常的情况下往往是中度炎症以上。

一张 TCT 报告单提示了这么多的病理信息，多么重要，所以一定要筛查呀！但是有漏诊情况发生，以上情况是 TCT 取材准确的报告结果，如果因为刷取的细胞数量不够，发生漏诊时，就要多检查几次，或者建议取材的医生多刷几圈，多收集宫颈脱落细胞，以减少漏诊机会。我多年来门诊中见到的 TCT 检查漏诊不少，经常 TCT 正常，但阴道镜活检为宫颈病变甚至癌变的情况都不少。

2. HPV 检测：临床中，我经常会遇到患者问我，要知道宫颈有没有 HPV 感染，应该做什么检查？

答案很简单，就叫作 HPV 检测。HPV 检测是检测病毒核酸 DNA 的，DNA 是病毒的遗传物质，是分子学检测，是微观物质，不能通过显微镜看见的。这种检测准确性非常高，大家熟知的考古学和亲子鉴定等经常用。

HPV 检测目前有两大类。第一类是 HPV 分型检测，这类检测主要就是针对 HPV 型号进行的，目前临床中见到能检测出 10 多种高危型和几种低危型。高危型 HPV 有 16 型、18 型、26 型、31 型、33 型、35 型、38 型、39 型、45 型、51 型、52 型、53 型、56 型、58 型、59 型、61 型、66 型、73 型、82 型等，低危型有 6 型、11 型、44 型、55 型等分型，检测分型的目的是：如果是高危型感染，必须注意监测宫颈病变及癌变情况；如果是低危型感染，有疣体可以治疗，但低危型 HPV 无致癌性。

第二类是定量意义的检测 HPV-DNA 的方法，目前有荧光定量 PCR 和 HC-2 半定量方法，这类检测可以报告 HPV-DNA 的病毒数量。但是这个病毒数量不是人体病毒的绝对数，它只能供治疗过程中参考，因为取材等因素影响，病毒定量与病情严重程度无关联，甚至宫颈癌的检测病毒数量也不一定高。目前这种检测的病毒型别没有第一类包括的种类多，所以对于筛查时，检测分型意义更大。

一般在宫颈癌的筛查中常规的检查项目有 HPV、TCT，如果两者有异常，就要接受阴道镜检查，阴道镜下如果高度怀疑有异常，就要铗取一点活体组织进行病理学检查（通常叫活检）。

阴道镜检查能更准确地定位可能病变的部位，进行活检和病理学检查，可发现宫颈病变程度和初步确定癌变。

其实阴道镜通常是用于检查阴道和宫颈的，是双目体外放大镜式光学窥镜，它相当于一个放大镜，将充分暴露的阴道和子宫颈放大 5 ~ 40 倍，从而去观察肉眼无法看到的细小病变，也就是我们常说的怀疑病变部位，也可用于外阴、会阴体及肛周皮肤相应病变的观察，对可疑部位行定点活检。

阴道镜观察的不适感很低，且不造成创伤，只需要窥阴器打开后以暴露观察部位，摄像头距离 20 cm 左右调好焦距用于观察，多方面观察异常部位的颜色、血管结构、形态结构，对于异常部位高度怀疑时，可以采用醋白试验和碘试验去判断，必要时剪取一点组织做病理学检查，也就是进行组织活检，同时阴道镜可以进行拍照留存、打印。

目前宫颈癌是一个可防可治的疾病，只要在早期进行筛查、干预治疗等是可以达到良好效果的。阴道镜辅助下的组织活检是诊断子宫颈癌前病变和临床早期宫颈浸润癌的标准方法。

那么为什么有人只接受 TCT 和 HPV 的检测，而有些女性却要进一步接受阴道镜检测呢?

我们来看一下阴道镜的适用范围：

（1）子宫颈细胞学检查 LSIL 及以上，或意义不明的非典型鳞状细胞（ASCUS）伴高危型 HPV 阳性或 AGC 者。

（2）HPV 检测 16 型、18 型阳性者，或其他高危型 HPV 阳性持续 1 年以上者。

（3）子宫颈锥切术前确定切除范围。

（4）可疑外阴皮肤病变，可疑阴道鳞状上皮内病变、阴道恶性肿瘤。

（5）子宫颈、阴道及外阴病变治疗后复查和评估。

以上这五点是官方解释，源于《妇产科学》第九版，应该是医学生也都非常熟悉的一段解释，很清楚地说明了阴道镜的适用范围。

上述相关妇科检测前需要注意的相关事项有：

（1）尽量在月经干净后进行。

（2）HPV 检测前 7 天不能阴道冲洗或上药，因为这类基因检测的试剂受影响的因素比较多，尤其药物及化学因素等，容易造成假阴性。

（3）阴道镜检查前应排除急性阴道炎、宫颈炎或严重盆腔炎性疾病等，这类病患者应先治疗后再检查。

（4）提示高危型 HPV 阳性的患者在进行阴道镜及活检同时，对于鳞柱交界部分甚至全部隐藏在宫颈管内，还应做宫颈管搔刮（ECC），刮取组织送病理检查，但是宫颈管往往是一个医学盲管，如果搔刮不彻底，可能刮不下来组织，非常容易漏诊，尤其对于多次人工流产的宫颈受损深的情况，还有绝经后的宫颈更是如此。

没有性生活的女性，需要宫颈癌筛查吗？

这里要区分检测者是从未有过性生活还是在一段时间内没有发生性行为，根据前提条件才能确定是否需要筛查。

第一种情况，从未有过性生活的女性一般不需要宫颈癌的筛查。但是 HPV 不只会引起宫颈癌的发生，皮肤黏膜部位的感染均可以引起病变或癌变，如对于外阴或者肛周部位有异常的患者，也可进行相关部位的 HPV 感染的检测，也就是说没有阴道内的性生活，但外阴、肛门等部位也可感染 HPV，主要是密切接触传播的，如果没有过性生活通常是感染不到宫颈部位的。

第二种情况也需要区分来看，一般情况下如果之前有做过宫颈癌筛查，检测结果显示没有问题的情况下，之后也未发生过性行为的女性，一般可以不进行宫颈癌筛查，但是之前未做过筛查，一段时间内也没有性生活，还是需要进行宫颈癌筛查的。建议经常有穿泳衣活动的情况，还是要筛查，因为在消毒不合格的泳池、桑拿室、室内温泉等场所感染 HPV 的机会还是较高的。

就我的临床经验，建议所有有过性生活的女性还是要定期筛查。因为常规的筛查只查宫颈部位 HPV 感染，不查阴道、外阴等部位 HPV 感染，而这些部位是一体的，是难以绝对分开的，病毒在这些部位的蔓延很正常，所以一次宫颈筛查的阴性，即使以后再无性交，也不能确保阴道 HPV 感染是否有感染，以及会不会随时再感染到宫颈。所以安全的全面筛查是对宫颈、阴道、外阴和肛周都检测 HPV，才是周到的。

为什么建议 HPV 和 TCT 联合筛查（双保险）？

TCT 检查只是初步看刷取的宫颈脱落细胞病变程度的第一步。一般说来，宫颈病变的诊断分为三步：TCT 和 HPV、阴道镜检查和病理学诊断。如果 TCT 显示有问题，那么就应该进一步做阴道镜和必要时活检病理诊断才能准确判断病情。但是，需要注意的是，高危型 HPV 持续感染是引起宫颈癌的必要条件，TCT 为一项细胞学检测，HPV 检测是检测病毒的遗传物质 DNA，感染了 HPV 的患者，可能还没发展到改变细胞形态的程度，或者刷取宫颈脱落细胞时没有刷到病变部位的细胞，这时 TCT 是检测不到的，所以临床上通常同时做 TCT 和 HPV 检测，以防止漏诊的情况发生。

为了提高检查的准确性，也应该 TCT 和 HPV 联合检测，不应该只做单项检测。HPV 阴性，TCT 也有可能有问题，因为目前 HPV 检测只检测 20 多个型别，还没有囊括所有的 HPV 类型，有的感染类型还不能临床检测。

总结：HPV 检测主要是为了检测是否有病毒感染，也就是为了找出“破坏者”或者说是为了找出“凶手”，而 TCT 主要是为了看这个病毒是否引起细胞发生病变甚至癌变。

HPV 高危型的持续感染是宫颈病变及癌变的主要因素，TCT 联合 HPV 检测对宫颈病变患者的检测十分有效，两者联合诊断的灵敏度显著高于分别检测的效果。CIN1 患者的病变相对轻微，约 70% 的患者可自行转阴；CIN2 或 CIN3 的患者病情相对严重，自行转阴率极低，一般需治疗。而 CIN3 在病理学上最接近子宫颈原位癌，发展为子宫颈浸润癌的风险最高。有数据统计，20% 的 CIN3 患者可在 10 年内发展成为子宫颈浸润癌。宫颈病变早发现、早治疗可以有效地降低癌变的风险，且早期的治愈率也相对高很多。

我的建议是 TCT 和 HPV 应联合筛查。HPV 检测和 TCT 检测都没有问题的情况下可以排除宫颈癌的风险（但是必须强调：要在保证 TCT 不漏诊情况下），而 HPV 检测或 TCT 检测其中有任何一项提示异常的情况下，均应该进一步检测，以减少漏诊的机会。

正确使用安全套

先轻松一下，了解一下安全套的历史：安全套在英文中是

Condom，这是根据它的发明者——17世纪晚期的一位英国医师约瑟夫·康德姆（Joseph Condom）的名字命名的。康德姆是英国国王查理二世的御医，他发明的避孕套，采用小羊的盲肠制成，先把羊肠剪成适当的长度，晒干，接着用油脂和麦麸使它柔软，直至变成薄薄的橡皮状。由于康德姆的发明，他被英国国王查理二世封为骑士勋爵，他的发明被誉为“愉快的发明”。

然而，历史资料表明，康德姆并不是避孕套的鼻祖，因为类似的避孕工具在古埃及和古罗马时代的艺术品上均有描绘。这种最早的避孕套，是用动物膀胱或鱼鳔制成的。

避孕套又叫安全套，它的使用已有数百年的历史，早期发明的安全套并不是用于避孕的，而是用于防止性病传播，所以称它为阴茎套、保险套等。到了近代，由于世界人口剧烈增长，阴茎套才作为男性的避孕工具，并正式命名为“安全套”。安全套是目前应用最为普遍的一种男用避孕工具。

还有另外一个说法。

1492年，哥伦布的水手们把梅毒从美洲的海地带回了西班牙，一年后又传至法国、德国和瑞士。凭着爱情的翅膀，梅毒横扫了欧洲，10年后，这种病便征服了整个世界。

对此，人们很快作出了反应。意大利帕多瓦大学的解剖学教授加布里瓦·法卢拜（1523—1562年）发明了一种用亚麻布套制成的避孕套。法卢拜声称这项发明的目的，是为了预防性病，其次是用来避孕。1551—1562年，他曾对1100名各类使用这种避孕套的人进行了调查，结果令人满意。因此，有学者认为，避孕套的发明权应归功于法卢拜。

早期的避孕套，大多是用亚麻布或羊肠制作的，进入 19 世纪后，逐渐为乳胶质避孕套替代。第一个乳胶避孕套是荷兰物理学家阿莱特·雅各布博士在 1883 年发明的。避孕套曾被誉为 20 世纪影响人类最深的 100 种发明之一，它之所以为人津津乐道，是因为它如此的构造简单方便，如此的廉价和大众化，不仅能有效实现人口数量的控制，而且能有效防止性传播疾病。

据现代的科学研究表明，持续正确使用避孕套能 80% ~ 90% 地降低艾滋病传染的危险，从不使用安全套的人群感染衣原体的危险性是坚持使用者的 10.91 倍。更多的实验证据也证实安全套对其他性传播疾病——淋病和梅毒、生殖器疱疹、尖锐湿疣，甚至乙肝的预防都是有效的。有研究显示：使用安全套预防性传播疾病的总有效性可达 85% 以上。

使用安全套是一个很好的习惯，可以预防很多性传播疾病，但也不是绝对安全，毕竟还有安全套没有覆盖到的地方，这是需要注意的。所以，对于性病最有效的预防就是自律，坚持一夫一妻制，减少性伴侣数量及理想状态的杜绝婚前、婚外性行为。

但是，随着现代性开放程度的增加，不是所有人都能做到自律的性行为，而这部分人正是各种性传播疾病的高危人群，在他们中间推广安全套的作用尤为重要。性病及艾滋病都有潜伏期，尤其梅毒和艾滋病的潜伏期有几年甚至十几年之久，很多感染者看起来和健康人一样，甚至本人都不自知。因此，当年轻女性与不了解的人发生高危性行为时，不仅仅有意外怀孕的风险，同时艾滋病、梅毒、尖锐湿疣、淋病、衣原体等性病的感染风险也非常大，而安全套是杜绝这种风险的一道重要屏障。

避孕套不仅能防止意外怀孕，还能避免性病的传播。无保护措施的性行为很有可能会收到一份病原体“大礼包”。所以说避孕套无论是在避孕还是在预防性病方面是非常重要的，一定要正确使用避孕套。

如果是非婚性行为，正确使用安全套的注意事项如下：

（1）要有每次性交都使用避孕套的意识，尤其是对于高危的性行为，一定要做到 100% 使用避孕套。

（2）每次性交前要仔细检查避孕套的有效期和型号，不使用过期的避孕套。

（3）打开避孕套包装时应从开口处撕开，不要用剪子剪，以免剪破避孕套。

（4）使用前应捏瘪避孕套顶端供储存精液用的小气囊，排空避孕套顶端的空气，并完全套到阴茎根部。在高危性行为中，如果避孕套在性交时破裂或滑脱，马上停止活动。

（5）射精后应在阴茎疲软前以手指按住避孕套底部连同阴茎一起抽出，避免避孕套不慎滑出导致精液外泄，然后将用过的避孕套扔到密闭的垃圾桶内。

（6）避孕套本身就有润滑剂，不要再用凡士林、液体石蜡、擦脸油、沐浴液等润滑剂。否则，更容易增加避孕套的脆性，会促进破裂。

杜绝高危性行为

宫颈癌是全世界女性健康的第二大杀手，每年全球死于宫颈癌的人数超过 20 万。国内外对于 HPV 感染一直都有着众多的调查和研究，我国也有相关数据显示，目前由 HPV 感染所造成的尖锐湿疣患者已经远远超过梅毒患者，成为了性病中人数最多的疾病，这对于女性的影响尤其之大。HPV 感染不但引起外面可见的尖锐湿疣，还会引起内在的宫颈阴道内的感染、宫颈病变甚至癌变，而尖锐湿疣易见，容易发现，宫颈病变和宫颈癌不易自我发现。宫颈感染 HPV 的主要途径就是通过性传播的，而多性伴则会大大增加病毒传播的概率，是 HPV 感染和传播的一个很重要的因素。

其实从这个角度看，宫颈癌也是可以传染的癌，宫颈癌是病毒感染造成，同时又是感染性的癌，密切接触了 HPV，就容易形成持续感染，而不自知。

另外，如 HPV 污染的场所和物品也可感染女性的外阴，而通过正常的性行为带入阴道与宫颈表面。这类患者就是我们所说的“被冤枉”的人，甚至因此冤枉了男性伴。临床中这种情况不少见，所以提醒广大 HPV 感染的女性，不要因为发现 HPV 感染，就因为性的问题而羞于定期随访及必要的治疗，甚至夫妻双方吵架等。

1. 什么是高危性行为呢？

本书中高危性行为是指与非固定性伴或多个性伴发生性行为，又不戴安全套。这样的性行为密切接触的体液（如阴道分泌物、精液、血液等）含有大量病原体，因而易感染各种性病，具体行为包括卖淫、嫖娼、性伴侣不固定或频繁更换性伴侣、肛交、口交、无保护措施的性行为等。这些高危性行为感染的常见性病有艾滋病、梅毒、尖锐湿疣、淋病、生殖器疱疹、非淋菌性尿道炎等。注意：宫颈病变、宫颈癌与尖锐湿疣都是HPV感染造成的，这个病毒是可以通过高危性行为传播的。

2. 如何防范高危性行为？

洁身自好，做好自我约束，采取安全的性行为，正确使用安全套，日常也应注意个人卫生，发生高危性行为后，窗口期以及治疗期间应避免性生活，伴侣双方应同查同治。

男性在宫颈癌的预防中发挥的关键作用

宫颈癌是女性才有的疾病，但是男性在预防和治疗宫颈癌上也起着相当关键的作用。HPV感染大部分是通过性接触传播的，因此男性了解相关的基本知识对女性预防宫颈癌是非常必要的，这关乎一个家庭的健康幸福。

1. 男性需要了解的关于宫颈癌的基本知识

（1）宫颈癌常见于40岁以上的妇女，从癌前病变发展而来。癌前病变可通过筛查发现并治疗。只要有性生活的女性就应该进行筛查。

（2）几乎所有的宫颈癌均是HPV感染引起，这种病毒容易通过性接触传播，而感染这个病毒一般不会引起明显的症状。

（3）HPV感染也可以威胁男性的健康。低危型的HPV感染可以造成男性患尖锐湿疣，而高危型的HPV持续感染除导致尖锐湿疣、鲍温样丘疹病等疾病外，还可以增加男性患龟头癌、阴茎癌、肛门癌、口咽癌等风险。

（4）男性包皮过长也会增加 HPV 及其他性传播疾病的感染概率。

（5）HPV 通过密切的皮肤黏膜接触而感染，性接触传播是主要途径，但并非必须通过性交，因为 HPV 在皮肤和生殖道以外的地方也可以存活并造成感染。

（6）使用安全套不能够提供完全的保护，但是可以降低感染概率，可在预防宫颈癌上起到一定作用。

2. 男性可以通过以下几个方式在子宫颈癌预防中发挥关键作用

（1）定期提醒性伴或妻子筛查宫颈癌。

（2）减少性伴侣数，如果与多个人有性关系应该使用避孕套，建议男性多了解性健康知识，坚持正确的使用避孕套，这样可以减少性传播疾病的发生，提高生殖健康。

（3）男性包皮过长者建议采取包皮环切术。

（4）应当陪伴与鼓励性伴侣进行宫颈癌筛查，如果伴侣发现有癌前病变或者宫颈癌，男性可以通过陪她去医院就诊和学习关于子宫颈癌知识等方式支持和帮助她获得治疗。

（5）如果伴侣在医院接受了检查或治疗期间，医生建议不能性生活时，男士应该积极给予配合。

（6）如果男性本身有 HPV 感染，应该积极治疗，争取及早清除。

（7）伴侣因宫颈病变治疗或宫颈癌手术、化疗或放疗后，男性应该积极帮助性伴战胜疾病，如帮助分担家务劳动，鼓励性伴，减少她们的失望和悲伤心理等，不要使妻子感到疲劳和虚弱，她们需要时间休息和康复及心理支持等。

（8）在两性生活中，男性应积极主动戴避孕套，担负起男人应该负起的责任，因为避孕套是男用的，女性是被动的。

（9）男性如果经常在穿泳衣的场所活动，建议认真清洗外生殖器，因为在这些场所如果接触 HPV 污染物等，会使外阴和肛周等皮肤沾染 HPV，通过性生活，使性伴侣宫颈感染 HPV，增加性伴侣罹患宫颈病变和宫颈癌的风险。

第六章

抗癌有策略

宫颈癌的三级预防是指什么？

一级预防指的是病因预防，也就是预防 HPV 感染。宫颈癌发生是由高危型 HPV 的持续感染导致的，针对防止 HPV 感染方面，首先我们强调杜绝多性伴和不洁性生活等高危性行为；其次是注射 HPV 疫苗，目前的 HPV 疫苗对预防大部分感染起到了很重要的作用。

二级预防主要是针对早期宫颈癌发现来说的，也就是我们常说的两癌筛查中的宫颈癌筛查，可以及早发现宫颈病变甚至宫颈癌，从而针对性地治疗，可以有效阻止病情向更严重的方向发展。

三级预防是指宫颈癌患者进行规范治疗以后，预防肿瘤再次复发、转移及恶化等。建议患者要保持规范复查。同时在饮食、生活方面也要注意建立健康的生活、饮食习惯，从而降低宫颈癌的死亡率。

降低宫颈癌的风险，可以这样做

宫颈癌的发生与个人、社会因素及经济因素等密切相关，因此宫颈癌的预防主要应从个人因素与社会因素两方面来考虑。

（1）首先要做到洁身自好，杜绝不洁性行为和非婚性行为；另外应该固定性伴，尽量不与不相识的人发生性行为，既不做 HPV 的传播者，也不做 HPV 的感染者。

（2）尽量正确使用质量有保证的安全套，采取安全的性行为，治疗期间不发生性行为。

（3）平时注意卫生，尤其隐私部位的卫生，男性如果包皮过长建议行包皮环切术，清洗及保持清洁也非常重要，能够预防感染。

（4）注重性健康教育，树立正确的性观念，使人们对性行为有正确的认识，以防止性病的传播。

（5）如果有性病的症状或者怀疑有暴露于性病的危险时，应该立即就医。有些性病能促进宫颈癌的发展，如艾滋病等。性病的及时治疗可以减少 HPV 感染造成的宫颈病变及宫颈癌的机会。

每个阶段的治疗方法不同

1. 第一阶段：单纯 HPV 感染阶段。

宫颈癌是目前世界范围内唯一一个确定病因的癌症，主要是高危型的 HPV 持续感染造成的，传播途径主要是性传播，所以针对病因（HPV 感染），我一再强调洁身自好很重要，从源头就应该开始防范，杜绝多性伴和不洁性行为等，日常还应多注意清洁、卫生、不共用私人物品等。

对于发现的 HPV 感染者，经过监测后没有发现宫颈病变或宫颈癌变的，属于单纯感染的患者，不做特殊处理，通常建议患者通过继续定期监测，期间积极提高免疫力争取自我清除，因为有 70% ~ 90% 的人可以自动清除。

虽然可以通过提高自身免疫力的一些办法，等待 HPV 自动清除，但具体到一个人能否清除，医生是无法推测的。确实有一部分感染者能够自动清除，但仍然还有 20% 的患者是无法达到这种效果的。这种持续感染的状态就是宫颈癌发病的高危因素，所以通常会要求 HPV 感染者定期进行复查以及观察病情进展，持续感染超过一年以上不能清除的患者，则建议采取医疗干预手段。

2. 发生病变后，有可能向癌变方向发展的阶段。

宫颈癌的发病是一个循序渐进的过程，它有自己的发展规律和特点，这其中包含了很多不确定因素，所呈现的结果就是部分患者由 CIN1 在慢慢地向 CIN3 进展着，而有些患者则进展很快，发现时就已经是原位癌或者浸润癌了，这个过程在宫颈上默默地发生着，而这个过程并不像可以通过监视仪一样实时监控的，所以说，医生没办法去推断患者是否会进展到癌。只能定期（通常定为 3 ~ 6 个月）监测是否发生病变，发现病变及时治疗，阻止宫颈癌的发生。

3. 有些患者会问 HPV 感染后得癌的概率有多大?

这个问题不能拿大数据的人群统计数据来对个体解释，这些数据作为医疗大数据研究有价值，但就临床中针对患者个体的结局而言，没有百分比可以预估，只能是有或无两种状态，但就人生整体长度上讲，可以说有 70% ~ 80% 的机会 HPV 会自动清除，但患者的具体情况任何人都无法给出“是”或“否”的判断，总之大样本的统计数据，不能解释个体。

一旦进入病变阶段，情况就会更为复杂一些，做积极的干预才是正确的选择，提高免疫力肯定有好处，但如果患者还存在其他一些情况时（如患者在孕期内或者备孕期，同时伴有宫颈炎或阴道炎，以及身患其他疾病需要服用激素或一些免疫抑制类药物等），无论是单独发生还是复合发生，我认为都需要尽快到医院由专业医生给予建议和治疗，切勿再盲目地等待病变逆转、病毒自我清除了。况且怎么提高免疫力是没有一个确定的医嘱方法在日常生活中可以执行，尤其提高宫颈局部免疫力，没有患者可以自行实施的办法。

宫颈病变分低级别病变和高级别病变，或者另外分类。CIN1级、CIN2 级、CIN3 级及各级累及腺体问题，CIN1 相当于低级别病变的阶段，这种低级别的病变，经过自身抵抗力的提高，有部分可以往正常方向转化，在临床中经常见到 CIN1 可以消退。我的临床经验还有特例：活检怀疑为宫颈原位癌，但全切下来的宫颈组织竟然找不到癌变组织，可能是活检时取掉了发生病变或癌变的部分：因为宫颈病变及宫颈癌不是整个宫颈全部病变和癌变。但这种情况要注意，这类患者是可能往更高级别的 CIN 进展的，因为曾经的病变说明在与病毒的斗争中，病毒有点占了上风，人体免疫力没有清除病毒，反而有病变发生。

传统（现有）宫颈病变的治疗方法

传统的治疗方法大概有两类。第一类手术切除宫颈病变组织，如 LEEP 术，冷刀锥切术（CKC）等。目前常见的宫颈锥切术通常是由外向内呈圆锥的形状切下一部分宫颈组织，根据病变范围和深度不同及每个手术医生的技术能力不同，切除面积和深度大小有不同，有小切、中切甚至全部切除宫颈（图 8）。切除掉的组织不会长回来，即使有部分再生，也是瘢痕性的增生或息肉样增生，宫颈难以恢复到正常形态和功能的状态，宫颈组织的损伤对生育有着或大或小的影响，有生育要求的女性患者，这是他们必须要考虑的问题。

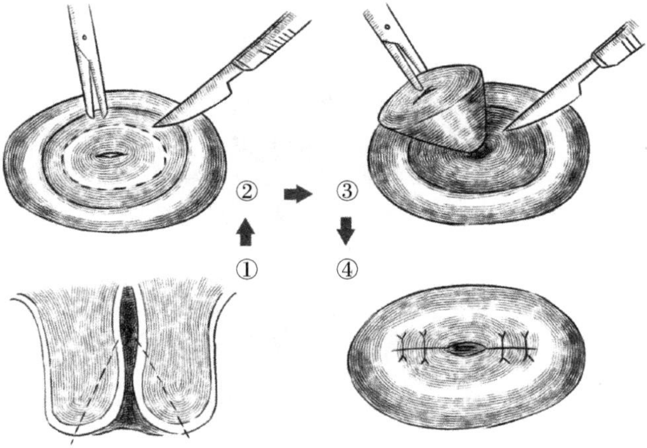

图 8　模拟锥切

这类方法唯一的优势是可以较完整切除病变组织，有利于术后病理进一步确认病变程度，但缺点是：切除范围不好控制，切除范围小，容易切缘残留，后续病变继续加重，需要马上补切又会扩大切除范围，过多切除宫颈组织，本来宫颈就不是很大的组织，切后人体剩余的宫颈组织，因宫颈结构不完整、宫颈变短变薄，瘢痕挛缩等对于有生育要求的女性非常不利，容易流产、早产，需要孕期环扎宫颈以防止胎儿掉下来（宫颈作为子宫最底端，需要兜住子宫内的胎儿）。

第二类局部破坏性治疗，如冷冻、射频电凝、激光等。这类治疗的缺点是组织不能做进一步的病理级别确认，但优点是对宫颈组织损伤要小于第一类。

我想强调：HPV 是病毒，可以感染很多地方，除宫颈外如阴道、外阴、肛周甚至口腔等皮肤黏膜，刀是不能把病毒切没的，上述传统的治疗方法都只是针对病变，而不能清除病毒。

（扫码查看宫颈锥切图片）

我的创新治疗方法：微创为主，中西内外结合疗法

其中微波治疗属于消融术，在肿瘤微创领域方兴未艾，如在肝癌等领域更是比传统的肿瘤治疗更加有优势。

微创为主，中西内外结合疗法在 HPV 相关疾病领域已经探索了有 20 多年，微波仪器近年来技术也多次更新换代。

微波仪通过热效应和生物效应达到局部高温杀灭病毒的作用。

而且目前的电外科学的发展，可以将标准供电转换成高频交流电，仪器在高频脉冲条件下反应会更强，电流可以是持续性的，也可以是每 2 ~ 3 秒一次的脉冲，具有自身凝固、不易出血等优点。

微波治疗过程中仪器可以在瞬间达到高温，高温状态下使感染的部位或病变组织周围的基底部代谢加强，促使宫颈黏膜自然脱落，通常经过一个月经周期，新生的上皮可更新宫颈原来感染的上皮。而且微波治疗通过施术者的手术技巧和经验控制，通常不会损伤宫颈黏膜基底生发层，治疗后宫颈修复快，不留瘢痕，能保持宫颈正常形态及功能，不影响生育。微波操作针对性强，操作迅速灵活机动，治疗过程中不易感染，无需再应用抗生素做抗感染治疗，且操作治疗时间比较短。对于宫颈病变及 HPV 感染的任何部位，包括阴道壁、外阴各个部位、肛门周围、肛门内等多部位病变随机灵活治疗。

结合其他综合治疗，目前可以去除病变，甚至清除病毒，尤其对没有生育过或还有生育要求的人，这个方法更适合，所以我建议早发现、早治疗的“早”，可以在没有癌变前的任何阶段。

看下面这个病例以及我治疗前后宫颈图：患者张某，25 岁，2022 年来诊，宫颈高级别上皮内病变 CIN2 级。

没有锥切，微创为主，中西内外结合疗法治疗后的宫颈光滑，完整，连炎症面都没有了。

常规指南建议的锥切、冷切或 LEEP 刀切，都会切除一部分宫颈组织，所以在这个疾病的治疗上：我希望我的创新疗法可以推动指南的改进，为广大宫颈病变及 HPV 感染者带来更大益处。

（扫码查看治疗情况的图片）

其他治疗

目前还没有针对 HPV 感染的特效药物。有资料报道有些中医中药对于病变轻微的宫颈内外结合用药也有一定效果，但还不能做到可以重复确切的固定方剂，需要辨证治疗等，难以复制推广。

治疗期间没有性生活，为何 HPV 型号发生了变化？

其实这是 HPV 感染的正常现象，也是常见现象，很多患者都遇到过。当发生 HPV 感染时，宫颈黏膜的浅、深层次的感染是不同的，每一层都有可能感染病毒，病毒从基底膜开始感染，逐渐向表面生长，形成 CIN1 级、CIN2 级，形成全层时就是 CIN3 级了，这是指层次上的不同。

另外，HPV 可以感染的部位也是不同的，这种感染可以发生在宫颈表面的各个部位，所以在活检报告上经常可以看见 3 点、6 点、9 点、12 点等关于部位的不同标识。我们要查外阴、肛周、阴道等多个部位是否有 HPV 感染，也是同样的道理。

也就是说 HPV 感染可以在宫颈的各个点位上形成感染，也可以在各个层次上形成感染。从表面的角度、纵深的角度来看都是可以形成感染的。而且这种感染也可以多个型别同时感染，在各个部位、各个地方感染的型号也可能各不一样。所以检测的时候，刷子可能刷到这边没刷到那边，或者底层的病毒还未到表面时，检测就没办法发现 HPV 感染，当底层细胞增生到表面后，取样比较全面的情况下，通过再次检测，就可能发现新型号的病毒感染。所以，病毒类型如果出现检测不一致的情况，也都是正常的，这主要是因为多种型别 HPV 感染具有多点、多面、多层次的不同造成的。

第七章

与 HPV 有关的疾病——尖锐湿疣

什么是尖锐湿疣？

尖锐湿疣又称生殖器疣（CA）或性病疣，是好发于生殖器及肛周部位的疣状增生物，为最常见的性传播疾病之一。尖锐湿疣是由 HPV 感染引起的，一般认为只有低危型 HPV 感染形成尖锐湿疣，但实际临床中看到高危型 HPV 除了引起癌变也可以造成良性改变的尖锐湿疣（病毒在细胞浆增生复制表现出的病理上的挖空细胞就叫尖锐湿疣，病毒在细胞核内整合到基因中引起病理上的细胞核改变就叫病变甚至癌变）。

尖锐湿疣是目前常见的性传播疾病之一，发病率高，且近年来发病率持续增高。宫颈病变及宫颈癌和尖锐湿疣都是 HPV 感染导致的最常见的疾病，只是尖锐湿疣是良性病变，宫颈病变和宫颈癌是恶性病变。虽然尖锐湿疣好发于外阴部，但阴道和宫颈也可以长出疣体，只是在宫颈上的疣体在妇科叫湿疣样改变，在皮肤科就叫尖锐湿疣。目前因学科的区分对 HPV 感染形成的疾病在皮肤科和妇科的名称不同，但实际上是一种相同的病理改变——组织中见到挖空细胞，希望有机会统一名称，以免造成混乱。因为原来外阴长尖锐湿疣，在皮肤科看病，这一领域妇科就没有相关经验，而皮肤科只管外面，而阴道内和宫颈上的疣体，在妇科看病，皮肤科也没有这一领域的相关经验。同样的病毒造成的病损就这样因为分科的不同而被割裂了，直到今天，课本及教材甚至指南都没有完全把这个病毒在外阴、阴道、宫颈、肛周，甚至肛管内引起的病变统一起来。在临床中，这个病毒在一个人的隐私部位就这样被分配在不同的学科诊治，造成很多实际问题，而目前的临床医生很少有皮肤科、妇科、肛肠科集一体的临床经验，所以很多患者因为这个病毒在这三科辗转诊治。而我们目前已经把上面的 HPV 相关疾病集中在一起了，形成了一体化的诊疗方案。

让我非常自豪的是：我们在这个领域把妇科、肛肠科和泌尿科的一些手段集中起来服务这类患者，让患者免于各科辗转。所以我们作为皮肤科医生除了有皮肤科的常见诊疗手段外，又用阴道窥器和肛门镜去治疗阴道宫颈和肛门肛管内的相关病变和感染，以及尿道口的尖锐湿疣等，这也非常符合现代医学的一个发展趋势——整合医疗。

尖锐湿疣是怎么传染的？

尖锐湿疣是由 HPV 感染引起的，而 HPV 主要通过皮肤黏膜的密切接触传播，尖锐湿疣长在生殖器或者肛周附近，主要是通过性接触传染。

除了性接触传播外，少数病例可通过间接接触尖锐湿疣患者所污染的物品，如内裤、浴盆、毛巾等而被传染。如果孕妇患尖锐湿疣，在分娩时胎儿通过产道的时间过长也可能被感染，造成新生儿呼吸道乳头瘤病。

尖锐湿疣多见于性活跃的人群，有多个性伴侣、性伴侣不固定，以及性伴侣也同时存在高危性行为和多性伴侣情况的人群，高危性行为，不戴安全套等，均属于高危人群，非常容易同时感染其他性传播疾病（如艾滋病、梅毒、淋病、衣原体感染、生殖器疱疹等），所以洁身自好很重要，能够有效地保护自己和性伴的性健康。

尖锐湿疣的临床表现有哪些？

肉眼可见的尖锐湿疣一般潜伏期 3 周 ~ 8 个月，平均 3 个月。女性患者好发于大小阴唇、阴蒂、会阴、外阴、阴道口、阴道内及宫颈处，部分患者会波及肛周及肛管内等部位，伴外阴瘙痒和白带增多等症状。而男性多发生在冠状沟、龟头、包皮、系带，其次是尿道口、阴茎、阴囊，肛交行为者可发生于肛周及肛管内。

皮损初起为淡红至淡褐色、深褐色突起，为细小淡红丘疹，逐渐增大，可为乳头状、鸡冠状或融合成菜花状赘生物，诊治不及时或乱治可造成巨大尖锐湿疣。

长出尖锐湿疣为什么患者检测 HPV 还是阴性？

HPV 检测目前主要筛查宫颈部位，而尖锐湿疣往往多见于外阴部位，如果 HPV 没有感染到宫颈的话，取样后自然查不出。HPV 型别有 100 多种，目前临床检测只能检测 20 多种，也可能是目前不能检测的型别。

而且长出了尖锐湿疣的部位通常没有必要再进行HPV检测了，因为尖锐湿疣的发病原因目前已经非常明确，是由HPV感染导致的。所以，当发现疣体后尽早进行正规治疗，同时监测宫颈高危型HPV感染。

尖锐湿疣与宫颈癌的关系

很多人对尖锐湿疣都有个误区，经常会有患者问我，为什么我感染的是高危型别的HPV，还长出了尖锐湿疣？

通常认为尖锐湿疣是由低危型HPV感染造成，如HPV6、HPV11等，但实际上任何类型的HPV感染均可造成尖锐湿疣，病毒在细胞浆内复制表现出来的病损组织就叫尖锐湿疣，病毒在细胞核内复制造成DNA异常表现出来的组织就叫病变，甚至癌变。

当发现女性患者长出尖锐湿疣后，应建议进行宫颈癌的筛查。二者同样都是性行为为主造成的感染，只是内外不同，所以长出尖锐湿疣的患者其宫颈也有可能已经被HPV感染了，如果是高危型的HPV感染是有可能发展为宫颈癌的。而且临床中经常可以见到宫颈病变的患者同时伴有尖锐湿疣。还有一部分患者不仅外阴长有尖锐湿疣，宫颈口也长有疣体，且宫颈发生病变，所以对于那些发现外阴长有尖锐湿疣的女性患者来说，我也建议她们应该再进行TCT和宫颈HPV检测，筛查宫颈是否有HPV感染以及宫颈病变和宫颈癌的问题。同理，男性如果发现长出疣体，则应建议性伴侣进行尖锐湿疣和宫颈癌的筛查。

从另一个角度来看，造成尖锐湿疣的是HPV，而宫颈癌的病因也是 HPV，所以说，这个病毒的感染基本是通过一个动作导致的，怎么能只关注外面，不关注内部？外在的尖锐湿疣实际上已经提醒该查查内在的宫颈了，且女性阴道与宫颈的内在性，本来就容易被忽略。所以从预防角度来说，两者的预防方式一样：首先伴侣双方都应该洁身自好，这是非常重要的一点；其次要注意个人卫生，内衣物品不要共同使用等。

归根结底，宫颈癌和尖锐湿疣，其病因都是 HPV，两病一防！只是如果只有低危型 HPV 感染的尖锐湿疣，那就不用担心得宫颈病变和宫颈癌。

但随着性观念的开放，HPV 的感染人数仍在逐年递增，主要还是因为性安全意识的提高没能跟上性观念开放的速度。加之一些个人原因及社会原因等各种因素的作用，HPV 感染、尖锐湿疣、宫颈癌的防治工作仍是一个系统性的课题，为了实现消除人类宫颈癌这一目标，还是一场长期的艰巨任务！

尖锐湿疣的亚临床感染

临床中有患者因为尖锐湿疣的反复复发，用过激光、光动力、微波、冷冻、等离子等办法，历时很久都未治好，造成了很大心理负担。其实尖锐湿疣是能够治愈的，不管用哪种方法治疗，关键点是治疗是否彻底，不仅要治疗用眼睛看得到的疣状增生物，还要治疗用眼睛不易看到的亚临床感染。那么亚临床感染到底是什么呢？

亚临床感染是指感染了 HPV 后，病毒已经侵入上皮细胞，并已造成细胞的增生。取下一小块组织在显微镜下已经能看到上皮细胞的增生，受侵细胞内有了异常的改变，但用肉眼观察尚看不出有何变化。由于用肉眼看不到，所以常常被忽略，亚临床感染是造成治疗后复发的原因之一。

我们需要知道的是，亚临床感染是可以被辨认的。最常用的是以 3% ~ 5% 浓度的冰醋酸溶液涂于患部及周围大范围，也可用以 3% ~ 5% 冰醋酸液浸湿的纱布敷在外阴部（如男性的龟头或女性的阴唇），3 分钟后揭去纱布。这时尖锐湿疣的损害呈白色清晰可见，亚临床感染的区域呈均匀一致、境界清楚的变白稍增厚区而容易被识别，称为醋白试验阳性。如果用皮肤镜或放大镜观察会更清楚。这个简便易行的方法患者本人也可以做，特别在外用药治疗前，先以 3% 冰醋酸液涂布或浸湿的纱布贴敷，辨认出尖锐湿疣及亚临床感染的部位，再针对性治疗，尽可能识别有病毒感染的部位，这对减少疣体复发是很有帮助的。我的临床经验是治疗前大面积涂 3% ~ 5% 浓度的冰醋酸液，等 5 分钟变色后开始治疗，这样亚临床的区域都治疗了，下次长出的机会就少，复发的机会就少。

但是醋白试验不是特异性试验，有很多原因也可造成醋白阳性，如醋酸溶液的配比比例失当，浓度过高的配比溶液涂抹后，正常皮肤也可变白，一些炎症区域也可变白，所以治疗意义上涂醋酸需要找有经验的医生。

另外，在治疗期间应该避免性生活，如果夫妻双方仅一方接受治疗，另一方虽然没有肉眼可见的尖锐湿疣，但处于携带状态，仍然有传染性，这在女性尤其突出。因为女性尖锐湿疣不仅发生于外阴，还可发生在阴道及宫颈。建议夫妻双方要共同检查、共同治疗。在尖锐湿疣治愈后，仍应定期去医院复查，一旦出现复发应及时治疗，经过 3 ~ 6 个月随访无疣体再发者，可认为是临床治愈，但病毒还可能存在。

需要提醒尖锐湿疣患者，疣体去除后，病毒可以潜伏存在于皮肤黏膜上，有潜在的传染性。因此，建议女性不仅要做宫颈 HPV 检测，还要检查 TCT，因为疣体去除不代表 HPV 清除，女性宫颈高危型 HPV 持续感染除了可以引起疣体，还可以引起宫颈病变以及癌变。

珍珠疹和假性湿疣为何常被误认为是尖锐湿疣？

假性湿疣，也是女性外阴常见的突出物，常被误认为尖锐湿疣，它不是由 HPV 感染引起的，醋白试验阴性，是正常现象，不必治疗。它是长在小阴唇内侧的绒毛状、指状或鱼卵状聚集的增生物，彼此独立，互不融合，偶而也有单发的粒状物。

我的临床经验还有一些特别重要的鉴别提示：假性湿疣每个细小突出物表面是光滑的，数量固定，基本不会增多；而尖锐湿疣表面是如草莓状粗糙，基地可以融合且逐渐长大，增多；假性湿疣多数情况下伴有白带多和异味分泌物，建议做宫颈炎、阴道炎的检查，针对所存在的问题进行相应的治疗。

珍珠样丘疹是男性阴茎常见的症状，表现为沿冠状沟排列的小丘疹，丘疹顶端圆而光滑，有个别丘疹呈毛状或丝状。丘疹多互不融合，多密集排列呈一行或多行；多见于青春期发育后的男性，它并不会增大，不是病态，也不会对身体造成危害，不需要特殊治疗。临床上很容易将珍珠样丘疹和早期的尖锐湿疣相混淆，给很多患者带来不小的压力。

对于典型的尖锐湿疣通常肉眼可辨，对于不能确认的怀疑是尖锐湿疣的病例，可以用醋白试验进行辨认，但珍珠疹的醋白试验也是阴性。表 1 展示了珍珠样丘疹、假性湿疣、尖锐湿疣的区别。

表 1　珍珠样丘疹、假性湿疣、尖锐湿疣的区别

鉴别点	珍珠样丘疹	假性湿疣	尖锐湿疣
部位	男性龟头、冠状沟	小阴唇内侧	男性冠状沟、包皮、系带两侧、包皮、龟头、尿道口、肛周、肛内等；女性外阴、阴道、宫颈、肛周、肛内等
形态	圆锥形、细珠颗粒状、沿冠状沟整齐排列、互不融合	绒毛状、指状或鱼卵状聚集的增生物，彼此独立，互不融合，偶而也有单发的粒状物	菜花状、鸡冠状，可单发也可多发，可互相融合
颜色	栗粒大，皮色或淡红色、白色或半透明色小丘疹，数量基本固定	栗粒大皮色或淡红色、白色或半透明色小丘疹，数量不见增多	最初为淡红色小丘疹，缓慢增生、增大，有增多趋势，表面粗糙颗粒状

续表

鉴别点	珍珠样丘疹	假性湿疣	尖锐湿疣
病因	未完全明了，多与患者的包皮过长、包皮冠状沟感染、局部炎症或其他原因的长期刺激有关	假性湿疣多数情况下伴有白带多和分泌物有异味，建议做宫颈炎、阴道炎的检查，针对所存在的问题进行相应的治疗	HPV 感染
预防	注意清洁、保持卫生	注意清洁、保持卫生	杜绝高危性行为和不洁性行为
治疗	一般无需治疗（有需求患者，可采取物理方法去除）	一般无需治疗（有需求患者可采取物理方法去除）	用物理方法及化学等多种方法清除疣体，提高免疫力，防止复发
传染性	不会传染	不会传染	可通过密切接触造成传染

（扫码查看珍珠样丘疹、假性湿疣图片）

还有一个梅毒二期皮损——扁平湿疣需要提醒：因为临床中经常被误诊为尖锐湿疣，这个危害可大了。这实际是二期梅毒的典型皮损，容易跟尖锐湿疣弄混，这个皮损多发生在肛周和外阴部位，扁平，无蒂状，隆起均匀，皮损面积往往很大，表面潮湿灰暗，此皮疹的梅毒学各项检测都是阳性。

尖锐湿疣的治疗

目前治疗尖锐湿疣的方法多种多样，主要有微波、冷冻、激光、光动力等物理方法，另外还有药物腐蚀、免疫疗法等。而对于一些疣体体积比较大的患者可以手术切除病灶。

疣体肉眼可见，比较容易处理掉，但是相关 HPV 却并不容易清除，也是尖锐湿疣反复复发的原因。

我一直采用综合的办法进行治疗，去除可见疣体的同时进行病毒的清除治疗，包括口服免疫增强药和中药，内服和外用等综合治疗，所以复发率低。其中在去除疣体方面首推微波治疗，微波可以将疣体“连根拔起”，创口微小，治愈率高。因为微波同时起到热效、凝固等作用，去除疣体的同时又具有良好的止血作用，仪器操作灵活，治疗后不易感染，对于任何可及的部位都可以治疗，尤其针对一些长在褶皱内的疣体，也能很好地触及到治疗。

得了尖锐湿疣该怎么办？

由于尖锐湿疣是一种性传播疾病，很多患者在本病的治疗上有很多的顾虑和负担，因此，我们建议除了到正规医院治疗，还要注意一些其他的问题。

首先，要消除患者的恐惧心理。许多尖锐湿疣患者因为一些负面的信息，对尖锐湿疣理解不正确，存在恐惧、忧虑的情绪，担心不能治愈、反复发作以及癌变等不良后果。这种严重的心理焦虑，可能会扰乱人体正常免疫功能，使人体免疫功能和抗病毒能力降低，反而导致尖锐湿疣治疗困难，反复发作。因此，尖锐湿疣患者首先要做的就是消除恐惧心理，正确认识本病。

其次，患者要向医生详细说明病史，同时配合医生的各项检查。很多患者碍于面子问题，对医生隐瞒病史，可能会影响医生对病情的判断。还有一些患者可能除了尖锐湿疣外，还存在一些其他的性病或局部感染，如梅毒、淋病、真菌感染、滴虫感染等，这些都会影响尖锐湿疣的治疗及预后，要积极地配合医生检查及治疗。

再者，如果可以，最好能带自己的性伴侣或丈夫、妻子一起就诊，并进行全面检查，若发现相关疾病应同时进行治疗。

除此之外，尖锐湿疣患者尤其是在治疗期间应禁止性生活，以防加重病情，避免尖锐湿疣扩散或传染给他（她）人。经治疗，3 个月以上尖锐湿疣无复发且无新发皮损者性交时应使用避孕套预防传染（因为 HPV 可能还有），并应控制性生活频度。治疗期间患者要注意休息。特别是要注意精神放松，避免过度紧张、疲劳；避免劳累；注意加强营养；注意个人卫生，还要多清洁病变局部，保持局部干净、干燥；生活用品，特别是内衣裤、毛巾、盆等应单独使用，并做好消毒处理，以防传染他人。

第八章

典型治愈病例分享

病例 1：伴侣发现有尖锐湿疣该怎么办？

【年龄】

28 岁。

【主要病情】

尖锐湿疣，霉菌性阴道炎，有性交出血史，外阴瘙痒，阴道异常出血等。经微创为主，中西内外结合疗法，疗程 5 个月，治疗 4 个月后各部位 HPV 全转阴。

2017 年 5 月份因伴侣患有尖锐湿疣，患者去医院检查发现宫颈处赘生物，活检结果显示宫颈 CIN1 级合并湿疣改变，在当地治疗 1 个月后复查 TCT 提示非典型鳞状细胞（ASCUS），HPV 检测显示高危型 HPV39、低危型 HPV6、HPV42、HPV43 同时感染。后用干扰素、保妇康栓、中药等配合用药 10 个月后，TCT 依旧显示非典型鳞状细胞（ASCUS），提示 HPV 感染。于 2018 年 2 月 24 日前来我院就诊，经过 5 个月的治疗，7 月 23 日检测 HPV 已全部转阴。

【病例分析】

患者因为伴侣患有尖锐湿疣，所以去医院检查，发现宫颈处长有尖锐湿疣，因为宫颈的位置比较内在，这里长疣体一般来说是很难自己发现。当感知到症状时，例如性接触出血或不规则出血，疣体可能已长多、长大，给治疗带来较大的难度。

尖锐湿疣是由 HPV 感染导致，高危型和低危型 HPV 感染均可长出尖锐湿疣，而宫颈持续的高危 HPV 感染，是可以导致宫颈病变甚至宫颈癌的，所以有尖锐湿疣的情况一定要检测女性宫颈 HPV 感染情况，无论男女双方任何一方患尖锐湿疣，都要检测女性宫颈 HPV 感染情况。

女性日常多注意自己及伴侣的外阴皮肤状态，一旦发现性伴患有尖锐湿疣或其他的异常情况，一定要尽早去医院做相关检查，以免延误病情。

病例 2：宫颈 HPV 持续感染，外阴却发生高级别病变

【年龄】

42 岁。

【主要病情】

患者怀疑外阴尖锐湿疣，病理却是外阴高级别病变，外阴病变手术切除。病史中有性交出血史，外阴瘙痒，后腰骶酸痛，经常复发霉菌性阴道炎，检查宫颈部位 HPV 持续存在，在当地医院交替使用两种阴道内药物长达 2 年仍未愈。

我用微创为主，中西内外结合疗法，疗程 2 个月后 HPV 转阴。

2016 年 3 月 8 日，患者去当地医院检查后发现宫颈 HPV51、HPV66 阳性。当月底因外阴长出东西，自己怀疑尖锐湿疣再次去

医院做相关检查，病理结果显示右侧大阴唇鳞状上皮中度不典型增生。于 2016 年 4 月 30 日，当地医院疑难病理会诊报告结果为右侧大阴唇高级别鳞状上皮内病变（VIN2 级），后做了外阴病变部位的切除手术。从 2016 年 9 月直到 2018 年 4 月，宫颈 HPV51 型依旧显示阳性，2018 年 5 月 4 日阴道镜活检诊断结果为慢性宫颈炎，上皮内挖空细胞散在。

于 2018 年 6 月 2 日来我门诊就诊，检查发现宫颈仍 HPV 阳性，但阴道、外阴、肛周均未检测到 HPV 感染，经过 2 个月治疗，7 月 30 日 HPV 检测宫颈为阴性。

【病例分析】

患者初始发现宫颈 HPV 感染时，肉眼检查外阴并未见尖锐湿疣，而仅仅 20 多天就发现外阴类似尖锐湿疣的疣体，而活检显示外阴病变 VIN2 级，但在我门诊检测外阴却未发现 HPV 感染，当然仅首诊时检测一次外阴，结果仅供参考，并不能完全排除外阴病毒感染，毕竟此病例外阴已经有病变存在了。

幸运的是，在 HPV 持续感染的 2 年内患者一直积极治疗，没有发展到宫颈癌变的程度。我们都知道高危型 HPV 的持续感染是引发宫颈癌的必要条件，所以说首先每年的 TCT 和 HPV 检测是必不可少的，一旦发现问题，要做到尽早治疗。

一般认为引起尖锐湿疣的 HPV 主要有低危型的 HPV6、HPV11 等，而这个病例宫颈高危型 HPV66、HPV51 感染同时外阴病变，没有低危型 HPV 感染。所以见到外面的尖锐湿疣，一定不要以为只有低危型 HPV 感染，一定要检测宫颈高危型感染情况，因为从外阴的感染状态推测，内部感染的可能性也很大，否则容易漏掉宫颈 HPV 感染发现的机会，延误病情。

这也是我多年来临床实践中的重要提示：尖锐湿疣可以由任何类型的 HPV 感染引起。

女性患者应该多关注外阴部位是否有异常表现，如果长有疣体，肉眼是比较容易发现的，一定要及时治疗。由于女性生理结构的原因，外阴部位一旦感染 HPV，很容易通过性接触使阴道和宫颈部位也造成感染，从而引发疾病，而阴道、外阴部位如果高危型 HPV 持续感染同样也会造成病变甚至癌变。

病例 3：锥切仅 4 个月再次发生宫颈病变

【年龄】

55 岁。

【主要病情】

2017 年 3 月患者在当地查出宫颈高级别鳞状上皮内病变累及腺体，锥切后 4 个月又发现低级别鳞状上皮内病变，病情发展非常迅速。

微创为主，中西内外结合疗法，疗程 5 个月后全部转阴，1 年后复查仍为阴性。

患者 2017 年年初在当地发现宫颈高危型 HPV 感染，TCT 报告上仅显示轻度炎症，同年 3 月因病变进行锥切术，术后病变组织活检结果显示（高级别鳞状上皮内病变累及腺体，切缘未见病变累及，余慢性宫颈炎）。同年 6 月 27 日 TCT 复查结果未见任何异常，HPV 检测仍有高危型 HPV 感染。锥切术后 4 个多月复查，即 8 月 1 日阴道镜活检报告再次显示病变，病理诊断：（颈管内膜）游离鳞状上皮低级别鳞状上皮内病变，（宫颈 4°）黏膜组织低级别鳞状上皮内病变。

2017 年 11 月 11 日来我处就诊，经过治疗，5 个月后 HPV 检测为阴性。2018 年 8 月份再次复查，HPV-DNA 为阴性，TCT 复查也未见任何异常。最后阴道、外阴、肛周 HPV 也清除了。

【病例分析】

第一，发生宫颈病变，LEEP 术后是否就万事大吉了？

此患者的病情发展非常迅速，从发现 HPV 感染到高级病变仅 2 个月，锥切后仅 4 个月的时间再次发展到低级病变的程度。由于宫颈的痛感神经并不敏感，加之宫颈位置的隐蔽性，此处的疾病通常自己不易发现。因为锥切手术是针对病变，病毒不是通过手术可以切没的，所以锥切术后的定期复查，才能及时跟踪病毒感染情况及病变情况。该患者术后 3 个月首次复查，又发现再次宫颈病变，当地建议这次切除子宫，但患者拒绝。对于处于绝经前后的女性如 HPV 感染，应该早发现、早治疗，争取在宫颈还没有因绝经而萎缩前清除病变，清除病毒，杜绝这个宫颈癌的后患。

第二，锥切术后的病理诊断结论：切缘未见病变累及。那为何 4 个月的时间又发展到病变的程度？

这主要就是因为锥切后仍有高危型 HPV 的持续感染。锥切是针对病变部位，不是针对病毒的治疗。通过手术病变虽然已经切除，但病毒是肉眼看不见的，病毒是切不死的，只要病毒还存在，或者阴道、外阴、肛周等部位存在的病毒又感染宫颈，在 HPV 感染的持续作用下，就还可能发展为病变。55 岁的年龄，估计已经绝经几年，生殖器部位的免疫力和营养不如绝经前的状态，免疫力已经是走下坡路的年龄了，加之手术切掉了一部分宫颈，局部免疫屏障受损，也会使病情进展快。

第三，通常认为没有高危型 HPV16、HPV18 的感染，危险就不大，其他型别感染容易被忽略，这例不是 HPV16，HPV18，为什么病变进展这么快?

宫颈持续感染高危型 HPV 是导致宫颈癌的必要条件之一。虽然在目前已知的宫颈癌患者中有 60% ~ 80% 的比例是由 HPV16、HPV18 这两个高危型别造成的，但只要是高危型 HPV 的持续感染，无论什么型别，就个人而言，都可能会引起病变或癌变的，非 HPV16、HPV18 的感染必须同样重视，尤其是中老年女性，并且统计学表明我国的非 HPV16、HPV18 在宫颈癌中也非常多。

第四，2017 年锥切的活检结果显示高级别鳞状上皮内病变累及腺体，为何 TCT 却只提示了轻度炎症?

因为 TCT 容易出现漏诊，目前普遍认为筛查宫颈癌的主要手段应该是 TCT 和 HPV 检测这两项。一般只筛查 TCT，一旦发现异常及时做阴道镜活检来确诊病情，进行相关治疗。但因为 TCT 存在一定的漏诊率，宫颈癌检查时不能单纯地依靠 TCT，应该同时进行 HPV 检测，如果宫颈高危型 HPV 感染阳性，且肉眼见宫颈状态不太好，即使 TCT 结果未见病变及癌变，也应及时做阴道镜检查，阴道镜下如果不好就直接取活检，有经验的阴道镜医生一般会根据醋白及碘试验决定是否取活检。所以宫颈癌筛查更建议HPV和TCT检测的联合筛查，这样做可减少漏诊的机会。

病例4：发现HPV感染后，持续2年多自己上药，仍阳，且外阴大面积湿疹？

【年龄】

43岁。

【主要病情】

患者多年外阴瘙痒，有既往尖锐湿疣病史，宫颈高危型HPV持续感染，坚持治疗2年，多种阴道内用药，花钱不少，每天上药，罪没少遭，夫妻感情因此破裂而离婚。外阴瘙痒多年，外阴皮肤已经大面积湿疹化。奇怪的是同时面部痤疮多发（43岁的女性为什么还有痤疮？非青春期不应该是痤疮的好发年龄）。

微创为主，中西内外结合疗法，疗程5个月后转阴，半年和1年后复查仍是阴性。

患者自述2012年发现尖锐湿疣，在当地经去疣体治疗后，2013年HPV检测为阴性。2014年11月复查宫颈提示HPV68阳性，12月份TCT检测未见异常。开始采取单纯阴道内用药方法治疗。2015年9月HPV检测提示HPV68阳性，TCT提示中度炎症。同年12月的阴道镜拟诊结果为LSIL，宫颈炎，活检结果为（宫颈3点 、6点、9点、12点）慢性炎，（颈管）黏液及少许破碎宫颈黏膜。已坚持用药治疗1年左右。

2016年5月复查提示HPV56阳性（注意：型号已经变了）；

10月21日的TCT检测未见任何异常，12月再次检测提示HPV56仍为阳性。已坚持用药治疗2年左右。多种市售的及网络卖的阴道内用药均尝试。患者同时面部多发痤疮，因为痤疮也多处求治，中西医治疗都试过，没有好转，这多年来的疾病折磨，已经身心俱疲，患者有明显的抑郁状态。

2017年1月14日，患者来我门诊就诊，经5个月治疗，6月复查HPV定量检测，结果为阴性。随后于2017年12月又复查宫颈、阴道、外阴、肛周4个部位（我通常建议检测的4个部位），结果仍全部为阴性。2018年8月再次复查，以上部位仍为阴性。让患者更开心的是：外阴瘙痒彻底消失，面部痤疮也没有新发皮疹，痘痕逐渐消退中。

【病例分析】

这位患者一直高度重视自己的病情监测，每年都做HPV和TCT的检测，虽然TCT和阴道镜下活检未见异常，但在炎症状态下的持续高危型HPV感染仍是关注重点。炎症与高危型HPV持续感染同时存在的情况下，病毒感染会造成慢性宫颈炎，而原有的炎症使局部免疫力低，也不利于HPV清除，两者形成了患者2年多用药仍不能清除病毒的一个原因。

患者抑郁症的原因：大家都知道宫颈高危HPV持续感染是导致宫颈病变甚至宫颈癌的必要条件，在此患者一直采取积极治疗的前提下仍持续感染，这样的疾病重压给患者的心理负担比较大。同时患者外阴瘙痒症状明显，持续多年，也非常影响睡眠。面部痤疮也很没“面子”。而2年多的积极治疗，外阴瘙痒症状也未能得到缓解，病毒也没有清除，所以形成了沉重的压力，陷于抑郁状态。其实让她痛苦的外阴瘙痒原来是外阴 HPV 感染造成，因为清除外阴病毒后瘙痒迎刃而解，面部痤疮不再复发，患者终于露出开心的笑容。（临床中类似的病例一直引起我的思考，面部痤疮随着宫颈 HPV 和宫颈炎的治愈而自愈的原因是什么？或许可以从中医的经络学说来解释。）

病例 5：没有生育需求的女性朋友，可以选择子宫全切吗？

【年龄】

44 岁。

【主要病情】

患者外阴瘙痒明显，发现宫颈 HPV16 感染 11 月余，活检为宫颈病变低级，后来进行锥切，术后病理竟然是宫颈病变 3 级累及腺体，术后 1 个月复查又发现小灶鳞状上皮 CIN2 ~ 3 级累及腺体，当地建议行子宫全切，患者不能接受这个年龄切除子宫。

来我门诊：微创为主，中西内外结合疗法，疗程 5 个月后，HPV 检测为阴性。

过程：患者 2017 年 3 月 TCT 提示，无上皮内病变或恶性病变（NILM），轻度炎症改变；萎缩及炎症反应性细胞改变伴个别非典型鳞状细胞，意义不明确（ASC-US）；建议活检。

2017 年 6 月 HPV 检测提示 HPV16 阳性。2017 年 7 月活检结果提示：慢性宫颈炎，局部鳞状上皮呈低级别上皮内病变。2017 年 8 月患者到上级医院进行复检，病理检查报告诊断结果为：宫颈黏膜慢性炎，鳞状上皮 CIN1 ~ 2 级。2017 年 11 月的 HPV 检测报告提示 HPV16 阳性。2018 年 1 月省级疑难病理会诊中心的会诊结果为:（宫颈）黏膜慢性炎，局部鳞状上皮符合低级别鳞状上皮内病变（CIN1 级）。2018 年 2 月初 HPV 检测再次提示 HPV16 阳性，期间干扰素和保妇康栓持续使用中。

2018 年 2 月 5 日行锥切术，术后病理回报:“宫颈”黏膜慢性炎伴糜烂，局灶 CIN3 级累及腺体。

2018 年 3 月中旬复查活检报告显示:（宫颈）黏膜慢性炎，小灶鳞状上皮 CIN2 ~ 3 级累及腺体，当地建议再次锥切，可能要子宫全切，患者不想切子宫，故来找我。

患者于 2018 年 3 月底（锥切术后 1 个月）来我门诊就诊。经过微创等综合治疗方法，治疗到 5 月份，患者 TCT 已无任何异常，8 月份 HPV 检测为阴性，且是全部转阴（阴道、外阴、肛周），神奇的是外阴瘙痒消失了（由此可以推断外阴的瘙痒是 HPV 感染造成的）!

【病例分析】

患者 2017 年 3 月的 TCT 和 6 月 HPV 检测都出现异常提示后，于 7 月在当地医院进行活检诊断，又在 2017 年 8 月和 2018 年 1 月分别前往两家上级医院进行会诊，病理均提示有低级病变（CIN1 级），这期间患者也在持续用药，但效果并不理想，因宫颈低级病变没有去除，故于 2018 年 2 月 5 日进行锥切术：术后病理为 CIN3 级。

术后不到一个半月的时间里复查，再次活检报告提示:（宫颈）

黏膜慢性炎，小灶鳞状上皮 CIN2 ~ 3 级累及腺体，患者有点崩溃：因为医生建议全切宫颈甚至不排除切除子宫。

参见其手术记录，宫颈切除深度已经达 2.5 cm，女性宫颈长度一般在 3 cm 左右（除非宫颈肥大的女性），也就是说这次锥切术已经切除了患者的大部分宫颈组织，即使仍存有病变也很难再进行二次锥切了。当地医院给出了“可行全子宫颈切除的建议”，患者个人非常抵触子宫的切除。患者通过科普知识学习也了解到即使切除子宫，残端等 HPV 也不能清除，所以来我处就诊，经过 2 个月治疗，患者病变去除，又过 3 个月，病毒清除，并且是全面清除，即阴道、外阴、肛周病毒检测也为阴性。

原来的锥切术针对病变，暂时切掉病变，但病毒没有清除，因此病毒仍持续感染也会继续病变。该患者锥切面大，术后仅一个多月的复查，又再次出现小灶 CIN2 ~ 3 级并累及腺体的情况，可见病毒在个体的情况下进展速度之快！

所以在宫颈病变的诊治过程中，能够清除病毒才是彻底治愈，锥切只能作为姑息办法切除病变，而病毒不能保证清除，同时宫颈已经缺失了一部分，已经变薄了。打个不是很恰当的比喻：这个过程就像割韭菜，只要根还在，一年可以长出好几茬。割韭菜这个事，大家都喜欢拿来比喻，我也用用，让大家好理解。但是，韭菜可以割很多次，而宫颈是一个固定大小的组织，切掉一部分，很难再生如原形态，也不能够反复去切，切 3 次应该是极限，再切只有子宫陪着切掉了，即使子宫没有问题，但子宫像“香瓜”一样，蒂烂了，瓜也不能要了。

病例 6：连续 2 年两次锥切，术后仍 HPV 阳性，经约 12 个月治疗，病毒清零

【年龄】

37 岁。

【主要病情】

患者外阴瘙痒，偶有后腰骶酸痛、尿频、尿急、夜尿增多、黄褐斑 7 年余。

2015 年因宫颈病变于 11 月份首次行 LEEP 术，术后 HPV 检测提示高危阳性，检测值 27.13。

2016 年 6 月 TCT 检测未见上皮内病变细胞或恶性细胞，HPV 检测提示高危阳性，检测值 1336.62。同年 10 月 HPV 分型检测查出 HPV53 型、56 型、58 型阳性，病理诊断：慢性宫颈炎及宫颈内膜炎，灶性 CIN2 级。2016 年 12 月底于当地医院再次进行了 LEEP 术。

2017 年 2 月患者来我门诊开始综合治疗。期间四次 HPV 检测都是阳性，但患者因症状明显改善，故有信心坚持。2017 年 9 月、10 月两次 HPV 检测结果呈 HPV53 阳性,11 月底 HPV 分型检测提示 18 型、53 型、56 型、58 型阳性，还比原来多出来 3 个高危型。2018 年 1 月 HPV 分型检测 HPV53 阳性。

2018 年 4 月 HPV 分型检测为阴性，6 月底复查仍为阴性。

【病例分析】

患者年龄不算大，但于 2015 年、2016 年进行了两次锥切术，且都是宫颈病变 2 级，第一次切后病毒仍存在，在复查一年后又再次病变 2 级，再次行锥切术，术后病毒还是阳性。

HPV 是一个病毒，是微观生物，通过手术刀不容易消灭，紧密的 2 次锥切术，都只是切病变，对病毒没有作用。因为没有清除病毒，病毒就像一个苗的根，掐断苗后，根再慢慢长出新苗。患者仅 1 年后病情又发展到病变灶性 CIN2 级，所以任何治疗都只有在清除病毒的前提下，才是彻底治疗好，才可以保全宫颈。而在炎症状态下的宫颈，如果再合并 HPV 感染，两者“狼狈为奸”，一是病毒会造成宫颈慢性炎症，二是宫颈慢性炎症又让病毒难以清除，甚至加速生长造成病变。所以，患者在第一次锥切后一年的时间内，又迅速发展到灶性 CIN2 级，也是宫颈炎症及 HPV 共同作用下的结果。

很多人认为宫颈慢性炎症不会有大问题，常常是被忽视的，但如果宫颈炎症再合并感染 HPV，患者就一定要重视起来，这种情况下的病毒自动清除可能性降低，而向病变方向发展快。

病例 7：“一直无任何症状”，偶然体检时查出 CIN3 级累及腺体

【年龄】

38 岁。

【主要病情】

患者身体一直无任何异常症状，偶然因体检发现病情严重。

2017 年 1 月发现 HPV 阳性、CIN3 级累及腺体，3 月 30 日在当地进行了宫颈锥切术。术后于 2017 年 7 月份复查，TCT 检测显

示轻度炎症，无上皮内病变或恶性肿瘤细胞，HPV 检测高危 66 型阳性；10 月份再次检测 TCT 显示（轻度炎症）无上皮内病变或恶性肿瘤细胞，HPV 检测仍高危 66 型阳性。

2018 年 1 月底来我门诊就诊，当时 TCT 检测显示：（不能明确意义）非典型鳞状上皮细胞，HPV 检测 66 型阳性。经过 4 个月的治疗，2018 年 5 月进行 TCT 检测显示未见上皮内病变或恶性病变，HPV 为阴性，9 月份复查 HPV 为阴性。

【病例分析】

宫颈癌的早期症状一般有阴道不规则出血、腰骶部和下腹部的疼痛以及阴道分泌物的异常情况出现。但也有数据显示：部分宫颈癌患者无任何症状，甚至阴道检查显示宫颈光滑。所以说有一定比例的患者直到发展为宫颈癌中晚期阶段也无“任何不适症状”。

该患者的出院记录里明确记录了患者是因体检发现 HPV 异常 10 天余入院，而平素月经规律、无接触性出血、无阴道不规则出血。

接诊时仔细问诊：无疼痛和分泌物异常的情况发生。如果不是因为体检发现异常，绝对不会因为不适症状主动就诊。

但是有一点引起我的注意，患者提到自 2017 年 3 月起有外阴瘙痒。

当外阴瘙痒出现时，通常考虑以下情况，如外阴阴道念珠菌病、非淋菌性宫颈炎和细菌性阴道病，以及外阴湿疹、滴虫性阴道炎等情况，而此例无上述情况，却查出外阴 HPV 感染，当病毒清除后，外阴瘙痒也消失了。所以我会经常提醒患者，如果经检查排除上述几种情况后，仍有不能明确原因的外阴瘙痒，应进行 HPV 检测。

病例 8：接触性出血可不是小事，应引起足够重视

【年龄】

48 岁。

【主要病情】

患者 48 岁，2014 年因接触性出血检查出了 CIN1 级病变，行 LEEP 术，3 年后的 2017 年 TCT 检测又提示可见大量红细胞，再次出现低级别上皮内病变。

患者自述于 2014 年因接触性出血就诊检测出了 HPV 感染，同年 5 月的病理结果提示（宫颈 3 点、6 点、9 点、12 点）慢性宫颈炎伴湿疣样变，6 点灶性 CIN1 级，在当地医院进行了 LEEP 术。

2017 年 3 月份 HPV 分型检测提示 16 型和 52 型阳性，TCT 检测提示见大量红细胞，无上皮内病变或恶性病变（NILM），病理结果为:（宫颈组织 3 点、6 点、9 点、12 点）慢性宫颈炎伴挖空细胞，6 点、9 点、12 点低级别上皮内病变。

患者于 2017 年 4 月来就诊，经过 5 个多月的治疗，2017 年 10 月检测 HPV-DNA 结果为阴性。2018 年 5 月复查 HPV 数值为 0.17，阴性。

【病例分析】

患者 2014 年因接触性出血发现了 HPV 感染和宫颈病变，进行 LEEP 术，3 年后，于 2017 年 TCT 检测再次提示可见大量红细胞，活检又出现多点低级病变。正常的性生活是不会引起阴道出血的，接触性出血这个现象，往往提示宫颈部位发生了异常。接触性出血是指患者在性交或妇科检查等行为之后出现少量阴道出血的现

象，部分患者因出血量不大，仅表现为白带中有血丝或少量出血而容易被忽视，还有的患者错认为月经或排卵期出血而延误治疗。

接触性出血的病因很多，常见于宫颈柱状上皮外移、炎症、宫颈息肉、宫颈子宫内膜异位、湿疣、宫颈病变等，但宫颈癌早期最特异的临床症状之一是接触性出血，容易跟上面的混淆，要注意鉴别，一旦出现接触性出血，此时往往宫颈病变较重甚至是宫颈癌，所以一旦发现接触性出血，不容忽视，应及时就医，尽早发现尽早治疗，避免宫颈癌的发生。

病例 9：过早性生活的危害

【年龄】

21 岁。

【主要病情】

患者的初次性生活年龄仅为 19 岁，21 岁时就发生了宫颈病变 CIN1 级，经 3 个月的治疗，病变去除，病毒全部清除。

患者2018年1月6日的TCT报告显示非典型鳞状上皮细胞（不能明确意义），建议做 HPV 检测；1 月 11 日的高危型 HPV-DNA（HC-2）检测结果显示数值为 7.39（阳性），1 月底的病理结果提示:（宫颈 3 点、5 点、6 点、9 点）鳞状上皮黏膜慢性炎,（宫颈 5 点、6 点、9 点）局灶鳞状上皮呈低级别上皮内病变（CIN1 级）。

干扰素和保妇康栓用药 3 个多月后，2018 年 5 月 25 日 TCT 检测显示非典型鳞状上皮细胞；高危型 HPV 检测显示：数值为 579.12（阳性）。虽然经过 3 个月阴道内用药，病毒数值却在升高，且出现病毒类型增多，故患者担心病情进一步进展。

于 2018 年 6 月 16 日前来就诊，开始微创等综合治疗。

2018 年 10 月 9 日复查的 TCT 结果显示未见上皮内病变或恶性病变，轻度炎症，炎细胞小于 50%。2018 年 10 月 11 日 HPV 分型检测为阴性。

【病例分析】

患者的初次性生活年龄仅为 19 岁，到 21 岁时只经过了短短的两年，就发生了宫颈病变 CIN1 级。经过短暂的 3 个月治疗，病变去除，病毒清除。年轻的患者，经过及时正确的治疗，病变和病毒清除都很快，所以早期干预很有必要。

近年来，随着性病发病率的攀升，宫颈癌发病率逐年也攀高，并且越来越年轻化，好在因为 TCT 检测和 HPV 检测的普及，早筛查、早发现，宫颈病变治愈率有所增加，宫颈癌的病死率相应减少。有关数据提示性生活过早、频率过高以及多性伴等行为都是与宫颈癌的发病率增加有关的。年轻女性的自我保护意识相对要差一些，如果没有正确使用安全套，或服用避孕药等，一旦意外怀孕，又必须流产，无论是人工流产还是药物流产对宫颈都会有一定程度的损伤，再加上避孕药等雌孕激素等的多次应用，也可能是宫颈癌年龄越来越年轻化的重要因素。

随着目前性观念的开放，初次性生活年龄也显著提前，而性健康知识的普及则显得没有足够跟上这个步伐，所以加强正确的性健康知识普及对预防宫颈病变及癌变有着十分积极的作用。

病例 10：原来宫颈 HPV 感染和宫颈癌还有男性的“功劳”

【年龄】

32 岁。

【主要病情】

患者 2016 年发现 HPV 感染及宫颈病变，伴有腰腹部不适、霉菌性阴道炎，自述伴侣包皮过长。来诊时 HPV 感染已经持续近 2 年，出现低级病变，经过 4 个月治疗，病变去除，HPV 阴性。

后腰骶酸（坠）痛感 2 年同时下腹痛（西医检查未见异常）。

2016 年 10 月 TCT 提示低级别鳞状上皮内病变（LSIL），12 月份 HPV 检测为 HPV16 阳性，阴道镜拟诊提示：低度 CIN 病变，病理报告为:（宫颈管搔刮物）镜下于黏液及血块中见游离、破碎的宫颈管黏膜呈慢性炎，个别腺体鳞化。（宫颈活检组织）慢性宫颈炎，鳞状上皮部分区域呈 CIN1 级，可见挖空细胞。

2018 年 6 月 7 日 TCT 复查结果为鳞状上皮内低度病变（LSIL），HPV 分型检测为 16 型阳性。

于 2018 年 6 月底来我门诊，开始接受微创等综合治疗，10 月底 TCT 复查结果为未见上皮内病变或恶性病变，HPV 分型检测为阴性，疗程 4 个月，去除病变，病毒转阴。

患者的伴侣包皮长，检测包皮内外 HPV 也是阳性。

【病例分析】

男性包皮过长、包茎是常见的男性阴茎的异常情况，尤其是成年男性包皮过长、包茎的发生非常普遍，容易使分泌物淤积在阴茎的包皮内，而包皮内环境温热潮湿，为细菌、病毒的侵入、生长、繁殖、传播提供了有利的环境，容易通过性生活将细菌或病毒传播给女伴。因为女性生理结构的不同，这些病毒进入阴道后难以清除掉，如果长期感染无法清除，容易造成疾病状态。

受传统思想的影响，我国目前仅有 5% 的男性行包皮环切术，而全世界男性包皮环切率达 30%。对包皮过长、包茎的男性实施包皮环切术不但可以有效降低男性细菌、病毒的感染，同时也可防止通过性传播将疾病传播给妇女。为了伴侣双方的身体健康，建议包皮长和包茎的男性应尽早接受包皮环切术。我再次倡议：预防女性宫颈癌，男同胞们行动起来！

经过治疗，此患者同时伴有腰腹部的疼痛不适，竟然迎刃而解了！现在看来她的腰腹部不适症状肯定不是腰肌损伤或腰间盘突出造成，应该是宫颈炎造成，患者原有宫颈炎再加上 HPV 感染，更加重了炎症状态，所以超声检查盆腔和附件以及 X 线检查腰椎未见异常，而腰腹部疼痛一直困扰她，经过针对宫颈病变和病毒感染的有效治疗，去除病变，HPV 检测为阴性，宫颈炎得到缓解，患者的这些症状得到明显缓解甚至消失，这是一箭双雕的收获。

病例 11：两次锥切后 TCT 又异常，HPV 仍阳性，接受医嘱：第 3 次锥切或切子宫?

【年龄】

36 岁。

【主要病情】

白带色黄量多，月经期后腰骶酸（坠）痛，下腹痛，外阴瘙痒，性伴患有梅毒，这些不适症状长达5年，生活质量严重受影响。

患者于2013年11月因宫颈CIN2级在当地行锥切术，术后病理为：CIN3级伴累及腺体，宫颈内、外切缘未见病变。2016年11月24日复查宫颈TCT显示高度鳞状上皮内病变，2016年12月活检结果为：①（颈管内膜）小块游离高级别鳞状上皮内病变。颈管黏膜组织慢性炎，少量子宫内膜分泌性改变；②（宫颈7点、8点）黏膜组织慢性炎，未见黏液腺体。2017年1月19日进行第二次锥切术，术后病理诊断报告结果为：宫颈一周高级别鳞状上皮内病变累及腺体，切缘未见病变。2017年6月复查时HPV检测显示阳性，TCT提示非典型鳞状上皮细胞（不能明确意义）。2018年1月底活检病理为：①（颈管）晚增生期子宫内膜组织及小块复层鳞状上皮。②（宫颈11点、1点、6点）宫颈组织慢性炎；5月份HPV检测为53型阳性。这期间患者往阴道内上了无数的药，积极寻找一切可能的办法想去清除病毒，但还是阳性，预示可能继续病变，医生建议必要时要切除子宫，患者这时几近崩溃。

患者于2018年8月11日来我门诊就诊，经过3个月治疗，10月的HPV检测结果为阴性，2019年复查TCT，结果显示无异常。同时上述不适症状基本消失，经3个月治疗，病毒清除，保住了年轻的子宫。近5年的痛苦，终于消除了！生活又恢复了曾有的灿烂！3个月的治疗时间相对漫长的5年的HPV感染时间和两次锥切和无数的阴道内用药等，无需过多的语言解释。患者露出笑脸和流下激动的眼泪。

【病例分析】

36岁女性，近4年里进行2次锥切术，尽管每次病理报告均显示切缘干净（解释一下：切缘干净是指病变组织已经切净），但HPV继续存在，且又造成潜在增生，预示将进一步可能进展到病变，因为在4年前的32岁和现在36岁，随着年纪增大，免疫力应该不如以前，所以设想这个病毒的未来结局并不乐观。宫颈癌的发病近年来有年轻化发展的趋势，严重危及年轻女性身体健康甚至生命安全。目前多采用TCT联合HPV的方式筛查宫颈癌，增加了宫颈病变的检出率，就治疗方法来说，锥切术是目前广泛采用的，但锥切术毕竟要切除一部分宫颈组织，宫颈术后变短变薄及宫颈术后瘢痕萎缩等，肯定对生育有一定影响，会增加早产、晚期流产的风险，而手术不能解决病毒感染问题。

此例患者已经历2次锥切，病毒依然阳性，患者几近心理崩溃！可以不要孩子，但病毒的存在，病变的继续进展，怎么办呀？当地接诊的医生说：可以再切，不行下一步切子宫。难道一步一步只能奔向切子宫，而她才36岁，不能接受切子宫！她这5年来一直不停在积极治疗，不能接受这结局。近几年在我的门诊中经常遇到一次锥切，二次锥切、三次锥切，甚至截断子宫颈，最后子宫全摘除，但阴道壁残端仍HPV感染和发生病变的。所以只针对病变的锥切术，相当于“节节败退，最后无路可走”，原因是病毒一直没有清除。

病例 12：任何类型 HPV 高危型感染均可导致宫颈病变和宫颈癌，绝不要忽略非 HPV16、HPV18

【年龄】

37 岁。

【主要病情】

患者自诉发现 HPV58 感染 2 年余，2 年前因宫颈病变 2 ~ 3 级行锥切术，术后复查 HPV58 感染仍有，1 年后曾复查活检为灶性 CIN2 级，因考虑 HPV58，没有太在意，因为已经切过一次，认为不会有大问题。2 年半时复查 HPV 仍是 58 型阳性，TCT 报告为意义不明的非典型鳞状细胞（ASCUS），建议再次活检确定病变程度，这时患者才有点害怕，毕竟 HPV58 近 3 年，曾锥切一次后，又有灶性宫颈高级病变，没有治疗，现在这 TCT 仍有问题，已经不能平静看待 HPV58 了。

同时伴有白带多，下腹痛，外阴瘙痒的症状。

患者于 2015 年 11 月底 TCT 检查提示：鳞状上皮内高度病变（HSIL）（CIN2 ~ 3）。活检后病理诊断为：（宫颈 3 点、6 点、9 点、12 点）黏膜慢性炎，见散在增生的鳞状上皮黏膜，可见挖空样细胞，符合 CIN1。于 2016 年 3 月 25 日行 LEEP 术。术后病理检查报告单诊断为：（宫颈）高级别鳞状上皮内瘤变（CIN2 级）伴累及腺体，手术切缘未查见瘤变。

2016 年 11 月底 TCT 检测结果为：意义不明的非典型鳞状细胞（ASCUS），12 月 12 日 HPV 检测数值为 190.39。

2017 年 6 月 21 日 TCT 报告诊断为：良性反应性改变（轻度

炎症），HPV 检测数值 381.04，7 月 30 日病理诊断为：（宫颈）黏膜慢性炎，灶性呈高级别上皮内瘤变（CIN2 级）未予治疗，只是阴道内上药。

2018 年 3 月 10 日 TCT 报告显示意义不明的非典型鳞状细胞（ASCUS）。3 月 15 日 HPV 检测 58 型阳性。

2018 年 5 月 6 日来我门诊就诊，经过 5 个月的综合治疗，10 月 27 日，TCT 显示未见异常，HPV 检测为阴性，来诊时的不适症状也迎刃而解。

目前的研究结果已证实，高危 HPV 持续感染是宫颈癌的致病原因，世界范围常见的类型是 HPV16、HPV18 为主，但是其余类型，只要是高危型 HPV 持续感染都可造成宫颈病变，甚至宫颈癌。

这个病历非常典型，仅 HPV58 一个型别的感染，就导致了患者的病情迅速发展，锥切后 2 年又发生了二次病变。所以，我们应该警惕的是全部 HPV 高危型别的感染，不要因为不是 HPV16、HPV18 就忽略，高危 HPV 感染都应积极进行定期监测，早发现、早治疗，以免贻误病情，造成不良后果。

病例 13：HPV16 感染是事实时，绝对要重视

【年龄】

43 岁。

【主要病情】

HPV16 持续感染 6 年，4 年内两次宫颈病变 3 级，两次锥切，术后复查还是 HPV16 感染，6 年来这个疾病一直困扰着患者，虽

然2次锥切，宫颈几乎切没了，但病毒又现，这真是一种致癌率极高的病毒，希望女性朋友一定要重视。

患者2012年2月因宫颈CIN3级在当地行锥切术，术后的病理检查显示:（宫颈1～12点）CIN3级累及腺体，外侧切缘均可见CIN1级，5点CIN2级，6点CIN1级，8点、11点CIN3级累及腺体，切缘均未见CIN。术后定期复查TCT及HPV未见异常。

2015年底检测HPV，提示高危型HPV16阳性。2016年8月1日活检病理检查显示：宫颈3点、9点处慢性宫颈炎，上皮点状CIN1级，6点处慢性宫颈炎伴潴留囊肿，12点处慢性宫颈炎，颈管黏液及血凝块中见颈管黏膜，其中小块鳞状上皮CIN3级。

2016年9月底在当地再次锥切，术后病理报告诊断为:（宫颈锥切标本）慢性宫颈炎，部分上皮缺失，伴纳囊形成，“宫颈4点”低级别鳞状上皮内病变（LSIL）伴累及腺体，各切缘未见病变残留。2017年10月TCT显示未见上皮内病变细胞和恶性细胞（中度炎症）。

2018年6月底复查仍HPV16阳性，TCT检测为未见上皮内病变细胞和恶性细胞（轻度炎症），2018年7月底病理检查诊断为：3点、6点、9点、12点慢性炎症，符合HPV感染改变。

患者于2018年8月11日前来就诊，微创等综合治疗3个月，12月HPV分型检测宫颈为阴性，阴道、外阴、肛周也全部转阴。

电话回访：转阴后在当地复查均为阴性，最后一次复查2022年初仍为阴性。

【病例分析】

按常规来说，HPV 单纯感染的情况下，我们一般定期监测要观察其两个发展方向，一是感染是否造成病变甚至癌变；二是否可以自动清除。同时，这也是患者最关心的问题，感染 HPV 后，我到底会不会病变和癌变？也是患者特别想从医生口中得到的准确答案。

说句大实话，医生也无法告知你：到底是属于可以自动清除的？还是会发生病变的？目前有免疫组化的检测，可以作为评估其癌变可能性大小的一个参考。

该患者 2012 年首次因多点宫颈病变 3 级，部分累及腺体，进行广泛锥切后的 3 年时间定期复查 HPV 及 TCT 都未见异常，心里终于放心了。但是 3 年后复查 HPV16 又出现了，患者心理又一次担心害怕。1 年后活检又是宫颈病变 3 级，不过这次面积不大，是灶性改变，只能再次锥切。两次锥切后宫颈所剩无几，术后复查 HPV16 依旧呈阳性，其持续感染的状态使患者的心情非常沉重，为什么会这样呢？阴道内宫颈组织几乎切没了，只可见一个小口，病毒为什么反复造成病变？

我的分析是：患者接受的每次锥切只针对宫颈病变，不能清除病毒，第一次锥切后 HPV 阴性，应该只针对宫颈检测，没有查阴道、外阴等部位，在后来的定期复查宫颈时再出现阳性，其实 HPV16 根本没有完全离开这个环境！所以我一直主张除了检测宫颈外，还要同时检测阴道、外阴、肛门周围等。

早已经有大量的文献告诉我们：阴道癌、外阴癌、肛门癌都与 HPV 感染有关！这个病毒可以感染宫颈，难道就不感染与宫颈连续不可分的阴道、外阴及肛门周围？况且宫颈应该是在人的性活动过程中 HPV 最后波及的顶端部位。因为女性宫颈上的 HPV 是从外面来的，而宫颈的内在结构，不易自己早发现、宫颈黏膜脆弱、局部免疫力低下，再加上其他损伤等原因，造成宫颈癌高发。

当然，此例患者的复发也不能排除其爱人的关系，如果爱人一直携带病毒，则很容易通过性生活再次感染到女性，像“打乒乓球”一样来回传播。

病例 14：CIN3 级宫颈病变（部分区域呈融合型改变），可以不做锥切手术吗?

【年龄】

47 岁。

【主要病情】

患者 2017 年体检发现 HPV16 阳性，TCT 检测显示鳞状上皮内高度病变，同年 10 月的病理报告诊断为：（宫颈 3 点、4 点、6 点、8 点、12 点）高级别鳞状上皮内病变 / 重度不典型增生 /CIN3 级。病变面积较大，呈融合型改变。

于 2017 年底前来我门诊就诊，检查见宫颈部分区域呈糜烂样改变，白带多，黏液鼻涕状，宫颈肥大，质软，触后易出血，有宫颈炎，同时患者后腰骶疼，小腹隐痛，月经期前后明显。

2018 年 3 月，治疗后 2 个月复查，TCT 检测提示鳞状上皮内高度病变（HSIL），HPV 检测数值为 1056.56；但患者上述不适症状明显缓解，患者非常有信心，坚持接受我的治疗。

2018 年 6 月 TCT 检测提示鳞状上皮内高度病变（HSIL），HPV 检测数值为 660.83；虽然 TCT 仍有高级病变，但阴道镜检查显示：宫颈醋白仅有点状区域，碘试验仅有点状区域不着色，没有取活检。同时，上述不适症状明显减轻，患者信心大增，继续治疗。

2018 年 10 月 HPV 检测为 88.77。

2018 年 12 月 TCT 检测为：未见上皮内病变或恶性病变，HPV 检测数值为 0.2 阴性。终于把病变去除，病毒清除，腰部及小腹不适消失，检查宫颈表面光滑，白带正常。

【病例分析】

宫颈的大面积部分融合 3 级病变，如果常规锥切术或 LEEP 术，肯定切除面积很大，也很深，才能尽量保证切除病变完全，治疗过程中复查 TCT 2 次，都提示还是 HSIL。由于患者非常相信我的治疗方法，非常配合我的治疗，也给我极大的责任感和帮助她攻克疾病的斗志。坚持近 1 年，病变病毒都清除，宫颈恢复到正常形态，同时因为炎症引起的腰疼、小腹疼也消失。

其实面对这样难度的病情与患者的实际需求，不想锥切，又担心病毒清除不了，继续感染和病变。如果不锥切手术确实有难度，但是像这样医患双方互相信任和积极配合，最终把这样难度的病治愈，让患者的宫颈恢复正常。

临床医学中对各种疑难杂症的治疗就是在这样的情况下探索着前进，因为疑难杂症的临床指南也没有固定解决方法。所以医学的探索需要医患双方的密切信任与配合，最终受益的是患者。

我作为当今的临床医生：在目前的医疗环境下，多么渴望着互相信任的医患关系！也为能够解决临床中的疑难杂症找到解决方法而欣慰。

病例 15：年轻患者病情进展迅速：半年内由宫颈 TCT 未见异常到宫颈病变 2 级

【年龄】

26 岁。

【主要病情】

患者无不适症状，因备孕二胎体检，2017 年 10 月的 TCT 检测报告显示未见异常细胞，2018 年 3 月体检查出 HPV16、HPV52 阳性。

2018 年 5 月 TCT 结果仍未见异常，但考虑有高危 HPV16，故医生建议活检，活检报告提示：（宫颈 5 点）慢性宫颈炎伴鳞化上皮增生，局限性鳞状上皮内瘤变（CIN2）；（宫颈 7 点）：慢性宫颈炎伴鳞状上皮增生，局限性鳞状上皮高级别上皮内瘤变（CIN2 级）；（宫颈 12 点）慢性宫颈炎伴鳞状上皮增生；（宫颈 3 点）慢性宫颈炎伴鳞状上皮增生、化生。

当地医生建议 LEEP 术，但患者有生育二胎的要求，拒绝手术，且看我科普知识后，知道手术不能清除病毒，故来我门诊。

2018 年 7 月底就诊，经过 4 个月的综合治疗，于 12 月底 HPV 检测为阴性，TCT 显示未见上皮内病变或恶性病变，轻度炎症，炎细胞＜50%。

电话回访：2021年上半年复查为阴性。

【病例分析】

（1）关于TCT它的诊断结果分为正常细胞（NILM）、意义不明的非典型鳞状细胞（ASCUS）、低度鳞状上皮内病变（LSIL）、高度鳞状上皮细胞病变（HSIL）、鳞状细胞癌（SCC），但TCT是刷取宫颈脱落细胞，是细胞学诊断，不是宫颈病变及癌变的金标准，并且如果未刷下来细胞，就形成漏诊。此例半年前是TCT未见异常是漏诊？还是本来就没有病变？因为TCT未见异常，一般不进行阴道镜活检，半年时间进展CIN2级确实属于进展较快的。

（2）活检病理诊断：只有活检钳取下来宫颈组织做病理才是金标准，也可以进一步做免疫组化，协助诊断宫颈病变级别。但有一点还要提醒：如果取活检的术者没有把最严重病变部位的组织取下来，也会形成漏诊。病理组织学诊断分为正常、炎症、宫颈癌前病变CIN1级、CIN2级、CIN3级、宫颈癌，此例因为考虑HPV16型才要求做阴道镜活检，发现是CIN2级，如果不是HPV16型，很多医生在TCT无异常和非16型、18型HPV感染一般不做阴道镜活检。多年临床中因为非16型、18型HPV造成宫颈病变甚至宫颈癌的很多，所以提醒患者和医生不要因为非HPV16/18感染，TCT显示未见病变或癌变，而忽略了其他型别造成病变的情况，形成漏诊，造成不良后果。尤其对于持续感染的非HPV16/18感染者。

（3）TCT一直存在漏诊的问题，我考虑这与医者的操作以及取样的深浅都有一定的关系；还有目前所用的刷子头的形状扁平，不利于刷取宫颈管壁的细胞，因为此种型别的刷子头的排毛跟宫颈管壁是平行的，只有锥形刷子头的毛是垂直宫颈管壁，才能有利于刷取管壁的上皮。所以强烈建议宫颈癌筛查采用TCT联合HPV检测，必要时做阴道镜，这样可以提高宫颈病变检出率，有利于宫颈癌前的宫颈病变早期的诊断及治疗。

此例患者26岁，2017年下旬TCT显示无异常表现，2018年5月TCT未见异常，但考虑HPV16感染，故做阴道镜活检就查出CIN2级。有两个问题要注意，一是TCT可能发生的漏诊；二是年轻患者病情也有可能进展迅速。所以，目前宫颈癌越来越年轻化的现状一定要引起医患的共同关注。

病例16：外阴瘙痒5年余和面部顽固性痤疮久治不愈，与宫颈HPV感染及慢性宫颈炎有关？

【年龄】

39岁。

【主要病情】

患者于2018年5月初查出HPV52阳性，2018年8月病理会诊的诊断为:（宫颈活检）慢性宫颈炎，4点可见局灶低级别鳞状上皮内病变（CIN1）。外阴瘙痒5年余，已经湿疹化，应用各种激素药膏未见缓解，因为瘙痒在夜间加重，已经严重影响睡眠，同时面部尤其下颌区及两颊多数痤疮及痘痕，月经前期明显，反复出现多年，多处求治中医西医都未见明显好转，严重影响面容，这上面的“面子”与下面的隐私问题，困扰多年，因此心情非常不好，严重影响生活质量。

患者于 2018 年 10 月 13 日前来就诊，同时检测外阴 HPV16，肛周 HPV52、HPV42、HPV83 均为阳性，经过 2 个多月的治疗，12 月 3 日 HPV 检测宫颈为阴性。同时外阴瘙痒消失，面部的痤疮也不再出现，痘痕也在变浅。半年后的 2019 年 3 月 25 日来复查 HPV：宫颈、阴道、外阴为阴性，肛周仍是阳性，因外地不方便继续治疗，嘱在家自行外用药，外阴瘙痒已经消失，面部痤疮没有复发。电话回访：每年在当地复查宫颈 HPV 均为阴性。

【病例分析】

患者有外阴瘙痒史 5 年余，据其自述，之前一直是按湿疹治疗，使用的是各种外用激素类药膏，久治不愈，尤其瘙痒在夜间明显，严重影响睡觉，这样白天的精力和工作也严重受影响。

女性外阴瘙痒的主要原因：复发性霉菌性阴道外阴炎、滴虫性阴道炎、部分细菌性阴道病等，如果没有这些因素就归类为外阴湿疹、外阴白斑等。此例患者没有这些因素，只有后来我们检测外阴有 HPV16 感染，当清除了外阴的 HPV 感染后，患者的瘙痒竟然消失。

在医学指南上并不认为 HPV 感染可以引起瘙痒，但是这个病例的治疗经过和结果是否可以推测：她的外阴瘙痒是 HPV 感染造成？我的临床中大量此类患者的主诉有外阴瘙痒。我建议有机会做有关的流行病学调查科研，证明这 2 个临床问题的相关性。

当外阴出现原因不明的持续性瘙痒又排除了其他的问题后，

应当考虑HPV感染，有相关症状的女性应尽早去医院做相应检查。因为作为女性的内在器官——宫颈部位，它感染HPV，应该是从外面进来，病毒首先污染和感染的是外阴阴道，宫颈作为一个阴道的末端受到病毒感染，最后发生病变，甚至癌变。

而目前指南上只注重宫颈病变、宫颈癌变的情况，只检测宫颈HPV感染，或者指南上提及阴道、外阴、肛周感染情况，但实际临床中妇科医生很少建议检测外阴、阴道，甚至肛门周围HPV，其实这是从外到内的感染过程，所以，此例患者外阴的瘙痒应该是病毒感染造成。

另外，再说说这39岁的年龄，下颌区、两颊区反复痤疮频发，月经前明显增多，也是多处求治无方。这年龄早已过了青春期，可依旧痤疮频发，什么原因？在我的中西结合多年的临床实践中，很多这个年龄段的感染高危HPV的女性患者，同时有宫颈炎症或者宫颈病变时，多伴有面部、下颌部的痤疮，尤其是下颌部位的痤疮，随着治疗的进展过程，这部分患者的面部痤疮也会慢慢好转及消失，治好了宫颈炎和去除了宫颈病变，清除宫颈HPV感染，面部痤疮竟然也消失，不治而愈。这个奇怪的事一直在我脑中萦绕，也引起了我的思考。我从西医学角度没有找到原因，面部的痘痘肯定跟HPV直接感染没有关系，单从解剖部位而言：一个在上，一个在下，没有任何联系，如果从中医角度还是可以找到一些理论根据：这下颌和宫颈都在任脉上，我又在思考两者有什么关联？其实临床医学，尤其中西结合的临床医学真的很有趣，总有新的现象出现供我思考追寻，所以也建议如果已经不是青春期，还在脸上长青春痘的女性，查查宫颈炎及 HPV 感染情况吧。

病例 17：未婚未育，5 年前的外阴尖锐湿疣与 5 年后的宫颈病变 CIN3 级累及腺体有关系吗?

【年龄】

25 岁。

【主要病情】

2013 年患者 20 岁时外阴患有尖锐湿疣，在外院经过治疗后疣体未见复发，同时宫颈发现 HPV16 阳性，未在意，就出国学习了。5 年后回国，2018 年 8 月底复查时宫颈 HPV16 仍阳性，TCT 检查显示未见癌细胞（轻度炎症），但 10 月的病理结果提示:（颈管）鳞状上皮乳头状增生伴挖空样细胞形成，符合 HPV 感染伴湿疣样病变形成。（2 点、9 点、12 点）慢性宫颈炎伴鳞状上皮化生及挖空样细胞形成，其中（2 点）小灶状 CIN1 ~ 2 级,（12 点）灶状 CIN2 ~ 3 级，外阴 HPV16 阳性。

2018 年 11 月 1 日前来就诊，体检见宫颈管口 1 度糜烂面样炎症区，红肿，触易出血，经过治疗 1 个月，12 月初 TCT 检查结果显示：未见宫颈上皮内病变，病变去除，又经过 1 个月的治疗，宫颈、外阴 HPV 检测结果都为阴性，病毒清除，疗程仅 2 个月。年轻患者的治疗效果就是快。

【病例分析】

患者 2018 年来诊时仅 25 岁，自述于 2013 年外阴尖锐湿疣的同时已经发现了宫颈 HPV16 感染，当时只有 20 岁，外阴尖锐湿疣治好了，未在意宫颈HPV感染的情况，经过5年的时间发展到了CIN2～3级的程度。

据统计，CIN的发生率在30岁以下的女性里是占有一定比重的，这部分人群中，未婚未育者则比较多，而该患者是未婚同居的状态。在这个问题上我始终认为现在的年轻人还是应该慎重，大环境下虽然这种现象很普遍，但一定要认清它也是存在一些弊端的。比如说低年龄段的年轻男女，有两性接触，女性又不知道如何正确保护自己，如果意外怀孕，女孩的生理结构在这个问题上遭受的身体伤害就很大。另外像这个女孩，在未婚同居过程中，患尖锐湿疣这样的性病，可能认为也不是大事，治疗完外面的疣体，忽略了内部的宫颈HPV感染最终发展成宫颈病变2～3级，面临锥切或LEEP刀时，因为未婚未育，才知道宫颈部位的重要性，好在我的方法治疗保留了宫颈正常形态与功能，同时病毒清除，这是个全胜！对于一个25岁未婚未育的女孩，这可谓是一个趋于完美的结果了。

相信通过我的科普和她自己的亲身经历，也让阅读此文的年轻女性引以为戒。

病例18：单一性伴侣，无任何症状，竟突然查出宫颈病变CIN3级累及腺体

【年龄】

36岁。

【主要病情】

2018 年 9 月底体检时查出 HPV16 阳性，10 月病理诊断为：（宫颈 1 点、4 点、8 点、10 点）慢性宫颈炎，伴广泛的高级别鳞状上皮内病变（HSIL/CIN3），并累及腺体。其中（1 点）HPVP16 阳性，Ki67 鳞状上皮近全层阳性。妊娠 6 次，自然产 3 次，人流 1 次，药流 2 次。

患者于 2018 年 11 月 10 日前来就诊，体检宫颈肥大，宫颈管口横裂伤很大，经过治疗 2 个月，12 月 TCT 检测结果为未见上皮内病变或恶性病变，炎细胞＜ 50%。2019 年 1 月 HPV 检测数值为 0.15（阴性）。

2022 年 6 月电话回访：每年在当地复查宫颈 HPV 均为阴性。

【病例分析】

HPV 是一种嗜黏膜和皮肤等上皮组织的双连环状 DNA 病毒。现有的研究表明，HPV 主要是通过性接触传播。

但 HPV 还存在其他一些传播途径，也就是非性接触传染，是指可以通过接触 HPV 感染者用过的毛巾、内衣裤等生活用品而被传染。其次，还有母婴传播途径，感染 HPV 尤其长出疣体的产妇在生产过程中婴儿在通过患有尖锐湿疣的产道时被感染。

该患者只有一名性伴侣，有 HPV 携带。我们一直提倡 HPV 感染的防治是性伴双方都要参与，只有双方同查同治，才是避免反复感染的关键所在。

此例进展快的原因可能还与她的多产多次人工流产有关，所以避免多次人工流产等宫颈损伤，对于防止宫颈病变及癌变也非常重要。

病例 19：HPV 感染除宫颈病变、宫颈癌外，还可导致阴道病变及阴道癌

【年龄】

49 岁。

【主要病情】

自述 2015 年底在外院进行了首次 LEEP 术，术后病理显示 CIN2 级、HPV53 阳性。

2017 年 8 月复查 TCT，检查结果为未见癌细胞和上皮内病变细胞，HPV 检测结果 16 型、33 型阳性，病理报告显示（宫颈赘生物）少许破碎宫颈黏膜组织及炎性渗出物。

2017 年 12 月初 TCT 诊断为非典型鳞状细胞，HPV 检测为 16 型、51 型、56 型、39 型、53 型阳性。

2018 年 3 月 TCT 诊断为非典型鳞状细胞，HPV 检测 16 型、53 型阳性；4 月病理诊断为（宫颈外环 6 点）慢性宫颈炎，局部呈高级别鳞状上皮内病变（HSIL，CIN2 级）。免疫组化（IHC）：宫颈外环 6 点：HPV16 阳性，Ki67 鳞状上皮下 2/3 层阳性。

（左侧阴道壁）鳞状上皮黏膜慢性炎症，局灶呈高级别鳞状上皮内病变（HSIL，VaIN2）。这期间外阴一直瘙痒。

2018 年 4 月 26 日前来就诊，同时检测：外阴 HPV16、33 型、51 型、52 型、53 型阳性；肛周 HPV16、53 型、66 型、11 型阳性；阴道已经病变未再检测病毒。

2018 年 7 月 9 日来诊：历经治疗 2 个月余，宫颈、阴道、外阴、肛周 HPV 检测结果均为阴性，外阴瘙痒消失。

2018 年 11 月 25 日再次复查上述部位仍是阴性。

电话回访：2020 年 7 月宫颈 HPV 又阳性，但 2022 年 3 月检测宫颈 HPV 又为阴性。

【病例分析】

此例 49 岁，2 年前宫颈高级病变锥切一次，切后复查 HPV 一直未转阴性，2 年半时复查不但宫颈病毒未转阴，病变又发展到高级，且又增加了阴道壁高级病变，而阴道壁高级病变是无法切的，历经 2 个月的微创等综合治疗，宫颈、阴道病变全部去除，病毒全部转阴，3 个月复查仍是阴性。

阴道上皮内瘤变（VAIN）是阴道恶性浸润癌的一种癌前病变阶段，发生于阴道。

其实这个病例阴道壁病变与宫颈病变是一个原因，都为高危型 HPV 持续感染所造成的。HPV 可以感染任何部位，并且宫颈、阴道、外阴、肛周这些名称，虽然解剖学名称分的很清楚，但实际上这是连续的组织结构，无法形成病毒感染的屏障，并且 HPV 感染到宫颈上，是从外到内的过程。首先接触到病毒的应该是外阴，只是阴道壁上皮为复层鳞状上皮，不像宫颈有鳞柱交界部，其中柱状上皮仅为单层，并且阴道壁相对于宫颈部位而言，在性交活动中宫颈和阴道壁的接触和受力不同，所以阴道壁发生病变、癌变的机会少于宫颈病变及癌变，因此目前阴道壁 HPV 感染关注的较少。

我认为在宫颈癌的子宫切除术后残端复发问题，应该是阴道部仍有 HPV 感染造成，绝对不同于其他脏器的癌症复发，所以子宫切除术后如果仍存在 HPV 的持续感染，发生阴道残端病变和癌变应该不是癌症的复发与转移，是原有的高危型 HPV 继续感染造成。

病例 20：20 多年的小腹痛竟然在去除宫颈病变和清除 HPV 后基本消失，小腹痛跟 HPV 感染有关吗？

【年龄】

40 岁。

【主要病情】

患者 20 多年的月经前下腹疼痛，还伴有后腰骶酸痛感和坠胀感（有卵巢巧克力囊肿，可能也有关），外阴瘙痒，白带多，色淡黄，时有白带水样，2014 年因宫颈高级病变曾冷刀锥切一次，来诊时再次发生 CIN2 ~ 3 级累及腺体。

宫颈病理情况：2018 年 11 月 7 日病理显示：（宫颈）高级别鳞状上皮内病变并累及腺体。北京协和医院病理会诊结果：（宫颈）高级别上皮内瘤变（CIN2 ~ 3 级），伴累及腺体。

2018 年 12 月 8 日前来就诊，同时检测阴道、外阴、肛周 HPV16 均阳性，经过近 3 个月的治疗，2019 年 3 月 4 日 TCT 检查结果：未见上皮内病变或恶性病变，中度炎症，炎细胞 50% ~ 75%。

2019 年 3 月 HPV（HC-2 方法）检测数值为 0.54，阴性。2019 年 7 月 27 日检测 HPV（HC-2 方法）：宫颈、阴道、外阴、肛周 RLU/CO：均小于 1，为阴性。2019 年 9 月 13 日检测 HPV（HC-2

方法）：宫颈、阴道、外阴、肛周 RLU/CO：均小于 1，为阴性。2019 年 12 月 21 日检测 HPV（HC-2 方法）：宫颈、阴道、外阴、肛周 RLU/CO：均小于 1，为阴性。2020 年 6 月 13 日检测 HPV（HC-2 方法）：宫颈、阴道、外阴、肛周 RLU/CO：均小于 1，为阴性。

困扰多年的小腹疼及后腰骶区酸痛基本消失，外阴瘙痒消失，白带基本正常。

电话回访：2021 年 4 月宫颈 HPV 检测阴性；2022 年 5 月 HPV 检测宫颈仍为阴性。

【病例分析】

此例 40 岁女性，从 20 年前开始有月经前小腹疼及后腰骶区酸困隐痛，这与患者有卵巢巧克力囊肿有关。但近几年加重，性生活时明显加重，严重影响情绪和生活质量，妇科多次检查诊断为痛经、宫颈炎、阴道炎，经常阴道内用药，一直未见缓解，此次经过 3 个月的综合治疗，除了宫颈病变去除，HPV 清除，上述症状明显缓解，甚至基本消失，让患者终于轻松。20 多年的经前疼可能与卵巢巧克力囊肿和宫颈炎有关，其实 HPV 引起慢性宫颈炎，当宫颈感染 HPV，炎症会加重，再加上多年不停阴道内用药，造成阴道菌群失调，宫颈慢性炎症明显，肥大，纳囊，红肿易出血，患者曾因宫颈取活检后，出现阴道血量增多的现象，流血不止，经过阴道塞纱布压迫才止血，可见宫颈的炎症之重。在我的微创及中西结合外用和内服等综合治疗后，随着宫颈病变去除，病毒清除，宫颈炎症减轻，白带减少，相应的小腹疼和后腰骶不适基本消失，1 年 3 个月后复查 HPV，宫颈、阴道、外阴、肛周仍阴性，小腹疼基本没有复发。

所以慢性宫颈炎，局部免疫力低，也会增加 HPV 感染后不易自动清除，同时 HPV 持续感染造成宫颈病变加重，宫颈慢性炎症也加重，两者恶性循环。治疗后病毒清除，因为 HPV 引起的炎症消除，再加上中西结合的治疗，宫颈炎减轻，所以患者上述不适症状不治而愈。而 3 个月的疗程相对于 4 年的 HPV 感染、宫颈高级病变及 20 多年的疼痛不适，可见一斑。

病例 21：已婚未孕，2 次锥切后宫颈及阴道口又多点高级病变，怎么办？

【年龄】

39 岁。

【主要病情】

3 年里宫颈经历 2 次锥切，宫颈的阴道部基本切没了，但又出现第 3 次宫颈多点高级病变，颈管内也高级病变，同时阴道口近会阴处片状高级病变。宫颈不能再切第 3 次了！如按常规治疗：只能切子宫了，因为还没有生育，准备要生孩子，患者拒绝切子宫！还有阴道口处高级病变怎么办?

看以下病情经过：多么漫长，但经过 11 个月余的综合治疗，竟然所有部位的病变去除，病毒清除。

2015 年 9 月因宫颈高级病变，第一次冷刀锥切。

2017 年 9 月又因宫颈高级病变第二次 LEEP 术。

2018 年 3 月 20 日 HPV 阳性（RLU/CO 为 194.43）。TCT：未

见病变及癌变。

2018 年 4 月 18 日 宫颈活检：6 点、12 点均为 CIN2 级，宫颈管刮出组织为 CIN2 ~ 3 级，HPV16/58 阳性，阴道口近会阴处片状高级病变区。

2018 年 10 月 13 日来诊接受我的治疗，同时阴道壁、外阴、肛周均为 HPV16/58 阳性。

2019 年 2 月 3 日 TCT：仍为鳞状上皮内高度病变（HSIL），宫颈、阴道壁均为 HPV16/58。

2019 年 4 月 23 日 TCT：仍为鳞状上皮内高度病变（HSIL）。

2019 年 5 月 27 日 TCT：终于未见病变及恶性病变，轻度炎症。

2019 年 6 月 10 日：宫颈 HPV 检测（HC-2）RLU/CO 为 28.67。

2019 年 7 月 13 日：宫颈 HPV：RLU/CO 为 5.70。TCT：未见病变及恶性病变，轻度炎症。

2019 年 9 月 2 日：TCT：未见病变及恶性病变，轻度炎症。

2019 年 9 月 16 日：宫颈、阴道 HPV 检测（HC-2）为阴性。

2020 年 1 月 3 日：来复查检测宫颈 HPV 阴性。TCT：意义不明的非典型鳞状细胞（ASCUS）。

2020 年 7 月 11 日：复查宫颈、阴道、外阴、肛周 HPV 为阴性。TCT：未见上皮内病变或恶性病变，轻度炎症。

电话回访：2022 年 7 月复查宫颈 HPV 仍为阴性。

【病例分析】

此例 39 岁，已婚未孕，有强烈生育要求，但已经锥切 2 次，宫颈再次高级病变，宫颈管内高级病变及外阴高级病变，不能第 3

次锥切了。如果没有生育要求，就只能切子宫了。这种病情，对于从医多年的我，也是一个挑战，但是患者强烈的想当妈妈的眼神和她对我的信任，给了我挑战她的疾病的勇气。历经 11 个月的坚持，终于把所有病变去除，病毒清除，保留了剩余的宫颈及子宫，希望她能顺利当个妈妈。

疑点：这个病例 2018 年 3 月 20 日 HPV 阳性，TCT 显示未见异常，仅 1 个月的 2018 年 4 月 18 日活检就是多点 CIN2 级，宫颈管 CIN2 ~ 3 级。

这个仅 1 个月时间的宫颈结果差别，我认为是 3 月的 TCT 漏诊，在我多年的临床实践中，因 TCT 漏诊，活检发现病变甚至高级病变很多，我认为原因可能有以下：①取材刷取宫颈不到位，没有刷到病变部位细胞；②目前的 TCT 试剂盒配套的宫颈刷的扁平状设计不合理，对宫颈管壁刷不到，因为刷子头的刷毛条与宫颈管壁平行，不是垂直方向，对宫颈表面刷取的效果也不好。

（扫码查看本例病损图片）

病例 22：未婚未孕，宫颈 HPV16、HPV51 感染造成宫颈高级病变，病史中非淋菌性宫颈炎

【年龄】

28 岁。

【主要病情】

白带多、下腹痛、后腰骶酸痛、外阴瘙痒、阴道非正常出血，阴道镜检查：见宫颈光滑，仅宫颈管口一周稍红，肉眼见似乎还正常，因为有 HPV16 感染，所以阴道镜活检才发现宫颈病变高级别。

2018 年 7 月 17 日 HPV 检测数值是 446.04，TCT 为非典型鳞状上皮细胞，2018 年 8 月 HPV 分型检测显示 HPV51、HPV16 阳性。

2018 年 9 月 21 日阴道镜下活检：病理显示（宫颈 5 点）慢性宫颈炎，局灶鳞状上皮增生。（宫颈 7 ~ 9 点）慢性宫颈炎。（宫颈 11 ~ 1 点）宫颈高级别鳞状上皮内病变（HSIL/CIN2 ~ 3 级）累及腺体。免疫组化结果：KI-67（局灶 +70%），P16（+）。

2018 年 10 月 13 日前来就诊，同时检测阴道 HPV16、HPV51、HPV44 阳性，外阴 HPV51、HPV44 阳性，肛周 HPV51、HPV44 阳性。

在治疗过程中的 HPV 及 TCT 检测情况：

2019 年 1 月 26 日 TCT：未见上皮内病变或恶性病变，轻度炎症，炎细胞小于 50%。检测宫颈 HPV 结果：高危型 HPV16、HPV51 阴性，又出现 HPV44 阳性，阴道、外阴、肛周均为 HPV51、HPV44 阳性。

2019 年 3 月 30 日：HPV 检测宫颈、阴道均已阴性，外阴肛周均是高危 HPV51 型，TCT：仍是未见病变及恶性病变。

2019 年 4 月 22 日 TCT：未见病变及恶性病变，轻度炎症。

2019 年 5 月 24 日：HPV 分型检测，宫颈、阴道均为阴性，外阴 HPV51 型、肛周 HPV44 阳性，因为宫颈阴道已经转阴，自行外用药物治疗外阴和肛周。

2019 年 6 月 28 日复查检测 HPV：宫颈、阴道、肛周均阴性，外阴 HPV51/52 型阳性，TCT：未见上皮内病变及恶性病变。

2019 年 8 月 2 日检测 HPV：宫颈、阴道、外阴、肛周高危 HPV51 又出现阳性；TCT：未见上皮内病变及恶性病变，因患者在外地，嘱咐定期监测，必要时来诊。

【病例分析】

第一，此 28 岁女性，未婚未孕，26 岁开始交男友，共 2 人，曾因此患非淋菌性尿道炎，单就肉眼见宫颈表面光滑，仅宫颈管口一周小范围稍红。如果不是考虑 HPV16 型，虽然 TCT 已经是意义不明的非典型鳞状细胞（ASCUS），一般不活检，尤其是未婚未孕的年轻女孩。因为 HPV16 阳性活检竟然发现为 CIN2 ~ 3 级累及腺体。在治疗 3 个月后去除宫颈病变，5 个月后宫颈、阴道病毒清除。在 8 个月的疗程中，宫颈阴道一直保持 HPV 检测阴性，外阴、肛周还是阳性，最后复查 HPV，宫颈、阴道、外阴、肛周均 HPV51 阳性。这个 HPV51 在外阴一直阳性，未清除，能否说明 HPV 感染从外阴首染，HPV 侵入上皮内时间长，感染面积大，不好清除。因 TCT 显示宫颈未见上皮内病变及恶性病变，故嘱定期监测，看自行清除与否。

第二，患者 26 岁初次性生活，2 年的时间，有 2 个性伴，不仅感染了 HPV，发展到 CIN 的阶段，还曾患非淋球菌性宫颈炎 / 尿道炎，简称非淋（主要指沙眼衣原体感染），严重的情况下可导致女性不孕。因为宫颈炎还出现了各种不适症状，白带多、下腹痛、后腰骶酸痛、外阴瘙痒、阴道非正常出血，多次霉菌性阴道炎，这些不适症状都源于生殖道的感染，所以未婚的性生活健康安全很重要，这些感染如果治疗不及时，会引起后患，如附件炎、盆腔炎、卵巢囊肿，甚至不孕等。

所以，提醒年轻的女性：性观念的开放同时应提高性健康安全意识。提倡大家只要不是婚内的性生活，都应正确使用安全套，减少性传播疾病，减少未来婚姻家庭中的生殖健康隐患。

病例 23：少见的高危型 HPV31 导致患者发生了宫颈原位腺癌

【年龄】

45 岁。

【主要病情】

患者 45 岁，高危 HPV31 感染，3 年间陆续发生了宫颈病变、宫颈癌变，因此经历了 2 次锥切术后，宫颈阴道部基本切没了，但残留的部位再次发生宫颈高级病变，医生建议只能切除子宫，但患者不想切除子宫。

2015 年 9 月因宫颈病变 CIM2 ~ 3 级累及腺体，当地第一次锥切，切缘干净。

2016 年 3 月 TCT：未见异常，HPV31 阳性。

2018 年 1 月门诊检查：HPV31 阳性；TCT：H-SIL；活检：6 点宫颈原位腺癌。

2018 年 3 月当地住院第二次宫颈锥形切除术，术后病理：宫颈慢性炎症，切下的宫颈未见癌变，没有切子宫。

2018 年 7 月 HPV31 阳性；TCT：高级病变。

2018 年 8 月 4 日来诊开始治疗；11 月 14 日：HPV 检测为阴性；TCT：未见病变，历时仅 3 个月。

2019 年 3 月 4 日再复查 HPV 检测仍为阴性。

【病例分析】

45 岁，因感染 HPV31，3 年内因宫颈高级病变及宫颈原位癌经历 2 次锥切，宫颈阴道部基本切平，HPV 一直阳性。第二次切完后 4 个月复查：宫颈残留部分第 3 次又发生高级病变，医生建议这次只能切除子宫了。这个过程病毒一直在快速复制，就像韭菜苗一样，随着切，马上又快速长出，患者已经绝望！一直不停治疗，复查，病毒和病变一直在发展着，并且常理认为 HPV31 应该不像 HPV16、HPV18 那么厉害。

经过 3 个月的治疗：病变去除，最终病毒清除，保留了子宫（因为子宫本来没有问题，是因为锥切无法切了，只能把子宫切掉了），摆脱了宫颈癌的恶梦。

此病例还有个特别点，我必须提醒读者：第二次锥切前门诊活检为宫颈 6 点原位腺癌，但住院锥切下的宫颈：病理仅为慢性黏膜炎。两个结果完全不同，为什么？

因为宫颈病变或宫颈癌就是高危 HPV 感染造成的任意点位的病变甚至癌变，任意点的癌变不代表全部宫颈都癌变，此病例活检时已经把 6 点一处的癌变组织钳掉了，所以切下的宫颈就只有炎症，没有见到癌组织，这种情况在临床中经常见到：病理活检是原位癌，切掉子宫后的大病理在宫颈上找不到癌了。因为宫颈癌不是实体瘤癌，既不像胃癌、肠癌等实体癌，整个瘤体都是癌，宫颈病变和宫颈癌是长在宫颈表面上皮的某个位点瘤变或癌变，所以大范围切除造成宫颈组织的缺损、机械屏障的缺损及局部免疫屏障的破坏等原因，使宫颈 HPV 感染继续病变，甚至癌变进展可能更快。

另外：关于 HPV 高危型别的流行率有统计数据显示 16 型、18 型是主要型别，紧随其后的是 31 型、33 型、45 型，而国内的很多 HPV 的检测报告上也都会单独列出 16 型、18 型，作为重点关注，但中国的感染型别与国际以及亚洲地区其他国家略有差异，排名前三的型别是 16 型、52 型、58 型，而 18 型的检出率则略低，31 型的检出率也低于国际水平，所以平时就容易忽略这个型别。由于高危型别的 HPV 都具有致癌性，所以在型别的认知上我们不能仅关注 16 型和 18 型，对于其他高危型别的感染也要引起足够的重视。

虽然流行病学的统计 HPV 感染存在感染型别方面的不同，但任何型别的 HPV 高危型别都应该引起注意。一定要坚持的原则——早筛查、早治疗。

病例24：多年来反复霉菌性阴道炎与HPV有关系吗？

【年龄】

33岁。

【主要病情】

外阴瘙痒多年、白带多（黄）、经常患霉菌性阴道炎、滴虫性阴道炎，也多次检测阴道分泌物：可见念珠菌及念珠菌芽生孢子。阴道检查：见阴道分泌物多，黏糊状，团块状，大量，宫颈1度糜烂样面。

2018年10月30日：HPV检测为16型阳性，阴道镜活检病理为：（宫颈5点）CIN2级累及腺体。免疫组化结果：P16（+），KI67：40%。（宫颈3点）可见小块游离的异性鳞状上皮，呈CIN2级。（宫颈2、9点）慢性宫颈炎。（颈管）黏膜慢性炎。

2018年11月22日前来就诊，检测外阴HPV16阳性，经过3个月治疗，2019年2月16日，宫颈HPV（HC-2）检测数值为0.28（为阴性），外阴HPV分型检测为阴性。2019年4月15日TCT检测为未见上皮内病变或恶性病变，反应性细胞改变。HPV检测仍为阴性。

电话回访：2021年宫颈HPV仍为阴性。

【病例分析】

临床中阴道炎的患者十分常见，是妇产科最常见的疾病之一，包括滴虫、细菌、衣原体、支原体及病毒、真菌等感染造成，而白带异常与外阴瘙痒是其主要症状，可严重影响患者的正常生活和身体健康。

患者多年来因外阴瘙痒诊断为念珠菌阴道炎，经常阴道内用各种洗液及阴道栓等药，也曾诊断滴虫阴道炎而用药，这样长期下来阴道微生态环境失调，就会增加患各种病原体阴道炎的概率，阴道内的防御能力也会随之减弱，更容易给 HPV 增加很多感染的机会，而且当阴道炎和 HPV 感染同时作用时，就容易形成慢性宫颈炎的状态，这时 HPV 的自动清除率也会随之降低，呈长期持续的感染状态，继而又增加宫颈癌的患病风险。

虽然很多人在 HPV 感染后没有任何症状出现，我的临床经验中有部分 HPV 感染者会发生外阴瘙痒，此例是因为长期外阴瘙痒，偶然间医生建议查 HPV 感染，才发现宫颈病变。因为患者本人和医生有时也经常以为她的念珠菌性阴道炎造成外阴瘙痒，一直未在意 HPV 感染的事，此例外阴 HPV 检测 16 型阳性。当外阴 HPV 检测阴性时，瘙痒也明显减轻。

病例 25：未婚未孕，宫颈病变 CIN2 级累及腺体，同时感染滴虫，10 年前曾患梅毒

【年龄】

32 岁。

【主要病情】

患者后腰骶酸痛多年，22 岁时患梅毒，现在遗留梅毒血清抗体 TPPA 阳性。阴道检查：宫颈 2 度糜烂样改变，分泌物浆糊样，量多稀薄。外院建议 LEEP 术，因为未孕拒绝手术，而来诊。

2019 年 5 月的病理诊断为：（3 点、6 点、9 点、12 点、颈管）

宫颈组织慢性炎，并LSIL;（6点、9点）部分区符合HSIL(CIN2)，（3点、12点）局灶可疑累及腺体，免疫组化结果,（3点、12点）符合HSIL（CIN2）累及腺体。

2019年6月1日来诊，经4个月治疗，2019年10月7日检测TCT诊断显示未见上皮内病变或恶性病变，轻度炎症，可见滴虫。HPV检测为阴性。

【病例分析】

患者10年前的22岁时查出梅毒，2019年进行HPV和TCT检测时发现HPV阳性、同时有滴虫阴道炎感染，这些都是典型的生殖道感染，尤其梅毒是属于经典性病范围。这个病例提醒年轻女性，尤其没有生育的，一定注意性健康安全，正确使用安全套，保护自己的生殖道健康，因为这些感染，长远不良后遗症会影响生育和生活质量的。如此例的梅毒血清TPPA阳性基本终生，它是一个标志性的抗体，虽然梅毒已经治愈，但这个阳性的抗体形成一个印记：它提示感染过梅毒，这类情况形成的社会歧视等问题还会非常影响年轻人的婚姻及就业等。

第九章

与患者面对面

患者故事 1：压垮中年女性的是婚姻？金钱？亲子关系？还是突如其来的疾病？

压死骆驼的从来不是最后一根稻草，而是所有稻草，就像雪崩时，没有一片雪花是无辜的。

主人公是一位和 HPV 做了 8 年斗争的 40 岁“勇士”，她的人生也是无数位女性的缩影。

2013 年 4 月，孩子进入幼儿园后，这位患者抽时间去医院做了 HPV 和 TCT 检测，后接到医院电话，通知其检测结果有异常，她一路哭着去医院取结果。这是她第一次查出 HPV 感染，2013 年 7 月又在北京两家知名医院做了活检，结果均显示宫颈发生了 CIN2 ~ 3 级病变。

2013 年 11 月 23 日，在某医院进行了锥切和刮宫。2015 年 3 月，患者又去复查了 HPV 和 TCT，HPV 显示阴性，但 TCT 依然有问题。

因为 2013 年孩子上幼儿园后她一直在努力工作赚钱，还要照顾孩子，也经常熬夜，与老公的关系也因为 HPV 感染的影响，吵架和怨恨成常态，夫妻关系从此不再融洽，心情也是受影响的，病情也没得到更好的恢复。2017 年开始决定通过健身提高免疫力，遗憾的是2018年5月复查；又查出了HPV16感染。

2018年开始她增加运动量，跑步的公里数逐渐增加，从3公里到5公里，从10公里到13公里，期待着能够通过自身免疫力清除HPV。

但是2020年5月依然还有HPV16感染。

2021年5月依然还有HPV16感染。

2021年11月活检显示宫颈CIN3级病变（也就是说发生了第二次病变）。

2021年11月再次锥切。

这期间她也想尽了各种方法，如运动方法、药物方法、保健品等，均未奏效。从第一次发现HPV感染到二次手术历时8年。

她还告诉我，因为手术和治病等总需要请假，公司已经将她辞退，联系上我的当日她已经在家休息了，母亲安慰她："你现在有病了，就要想象自己一定会好，不要再加上心理负担，这样疾病和心理负担双重压力，你会承受不了。"

她说今年40岁了，跟病毒斗争了8年，病毒复制的趋势没有一点减弱。她已经经历了两次手术，HPV16也在她体内生存了8年，不但损害了她的身体，还破坏了家庭，丈夫也因此离她而去。因此，经常觉得没有心情活下去。但想到现在孩子才十多岁，还未长大，母亲正在年迈，没有理由抛弃她们而去。不幸的又是幸运的，母亲身体还算健康，还能照顾她和孩子的日常生活，更重要的是这些唯一能给她心理安慰和支持，这是支撑她继续好好活着的根基。

这个病例让我有点遗憾，已经 2 次锥切术后 HPV16 仍阳性，还好，如今的自媒体和网络发达，终于找到我。

她说：“刘主任，我求求您救救我”。她听朋友说她同学 40 岁，和她同岁，2021 年国庆节时因为宫颈癌去世了，而且是在子宫全切后仍然没有保住性命。她不想因为这个而死，而且孩子还没有长大成人。她好担心这个，特别害怕。

她担心：宫颈有一天是能被切光切没的，再也长不出来的，子宫也可以为了保命摘掉不要，但她问我为什么那个朋友，子宫都切没了，依然还是没有保住性命呢？

可见这件事情给她造成了很大压力。

是啊，如果再继续按照目前的指南治疗宫颈病变，不去清除 HPV；那未来她那段总长度只有 3 cm 左右的宫颈，已经锥切手术两次后，还能经历几次这样的切割？未来她的子宫是否也要被摘除？这场疾病是否会让她本不如意的生活雪上加霜呢？

我一直对女性朋友说，当今的医疗发展，不要因为 HPV 持续感染造成宫颈病变甚至宫颈癌而丢掉性命，实在不应该！因为只要认真筛查宫颈，早期的病变或癌变是可以通过筛查早发现、早处理的，是能够治愈的。但绝不是简单的锥切术或 LEEP 术就可以把 HPV 清除，这些手段只是针对受感染（受害对象）宫颈发力，暂时去掉病变部分，没有针对外来的病毒，想把无辜的子宫摘掉就可以了？方向错了！因为 HPV 是微观生物，是宏观的刀不能清除的，HPV 才是造成宫颈病变，甚至宫颈癌的“元凶”，当子宫全摘后病毒还可以在阴道内、肛周或者残端等部位肆虐，依然可以造成相关的病变和癌变。如果幸运，HPV 只在局限的区域感染并造成病变，甚至癌变，刀去切掉局部组织，有可能检测宫颈 HPV 就是阴性了，但现实是 HPV 可以感染外生殖器管的任何部位，不是刀切可以解决病毒感染的，所以临床中经常有宫颈锥切完又病变继续切，无法切了，就切掉子宫，等阴道残端，包括外阴、肛周等部位继续感染甚至病变或癌变，就无办法了。

这位就经历了 8 年与 HPV 的斗争史，可谓“丢盔卸甲”：宫颈阴道部切掉几乎不可见，但病毒依然固守着，怎么能不让人担心呢？

经常有患者告诉我，在 HPV 检测阳性，TCT 未见异常的复查过程中，其他医生建议只能定期监测宫颈状态，那个时候患者就问医生：我就只能回家等吗？难道我就只能等着病变、癌变了，然后手术吗？我就不能先做点什么？难道就没有办法清除病毒吗？

医生只能说：目前没有清除 HPV 的特效药物，只能等待人体自行清除，如果进展到高级病变就手术。我也是在这个问题的拷问下，经过 20 多年的慢慢探索，找到了目前这种中西结合与内外结合的综合方法才把这个医学难题基本解决，目前这个方法还有些不足，如需要多次门诊治疗，但清除 HPV 周期长，至少持续 3 ~ 6 个月。

希望未来会更好！

也希望我们有一天能够真正地彻底解决这个问题，减少 HPV 带来的痛苦，彻底消灭掉宫颈癌。WHO 已经提出目标：在不久的将来消除宫颈癌！我们期待后人不受宫颈癌的困扰。

患者故事 2：痒是因为患者神经病吗？

在 HPV 感染造成宫颈病变的症状里，教材和指南认为没有症状，可是在我的临床实践中患者自诉外阴瘙痒是最常见的。

患者的群聊记录中，经常有的患者直言："我是痒的都要坐救护车了"，也有求助的患者说自己有"同款痒，该怎么办？"有痒了七八年；也有的痒到挂急诊的；还有的患者还因为外阴瘙痒"查不到原因"而被医生认为有精神疾病。

可能在"痒"这件事上也体现了"人类的悲欢各不相同"这个观点。不能说痒都是 HPV 感染导致的，但 HPV 感染的典型症状之一就是"痒"，所以在排除其他疾病后痒仍未减轻的话，建议查一下是否是 HPV 感染。

患者故事 3：两个 HPV 患者的多年"抗 HPV 战"

两位患者，一个二十多岁、一个三十多岁，年纪轻轻，在那些最美好的年华里却都与 HPV 战斗多年。

作为一名临床医生，国内专攻 HPV 的医生，我所能看到的年轻宫颈癌、宫颈病变的病例数量非常多，而且越来越多，数量在日益增长，同时年龄也越来越低龄化。

那些年轻女性，本该肆意挥洒美好的青春为未来拼搏的日子里，属于她们的关键词都是"灰色"的，让我倍感心酸，又气又可惜的是宫颈病变、HPV 感染、LEEP 术、定期跑医院就诊、检测、监测、开药、治疗、阴道内不停塞各种药，希望把病毒干掉！对于她们来说这都变成了很普通的日常。年轻而痛苦的跟 HPV 抗争历程，每次复查是希望后又失望，有时甚至绝望!

我一直觉得医生这个职业真的需要强大的内心去支撑医疗中的这些痛苦与悲伤，因为那些五味杂陈、堵的人胸口憋闷的一幕一幕总是难以从眼前挥去。

我的主治方向决定了我不会经常遇到生老病死，但我却实实在在的看到，也体会到了无数的因 HPV 感染造成的悲哀与苦痛。

每个患者背后都有一个关乎人性的故事……

第一位患者在 2014 年就诊时，年仅 27 岁。首次检查时发现有宫颈糜烂轻度伴宫颈炎，当时并未发现 HPV 感染，但在半年后，二次检查时查出了 HPV58 阳性，开始用“XX 栓”、“XX 素”、及各种洗液等进行治疗，同时也在服用一些口服药，之后的多次检测均显示 HPV 阳性感染。

2015 年，HPV 检测到 58 型、16 型两个型号的感染，继续使用“XX 栓”，下半年再次复查，宫颈已经 CIN2 级了，当地医生建议手术治疗，于是患者进行了 LEEP 术。据患者讲述，当时的主治医生因为考虑到她还未生育，所以没有按 LEEP 的常规方式进行，而是只切了宫颈表面很小的部分。好在患者 LEEP 术后复查 HPV 是阴性，当时医生也说最高兴的就是这种了。

患者术后 3 个月后复查还是阴性，半年后复查也还是阴性，但是，一年后得了一次霉菌性阴道炎，治了大概几周，一直不好，反反复复，白带也很多，患者当时算了下时间，应该再查一下 HPV 了，结果又是 HPV58 阳性。

患者在当地又连续进行一段时间的门诊治疗，也用“XX 素”

和“XX栓”交替使用了七八个月，结果复查还是HPV58阳性，唯一庆幸的是宫颈炎治好了。

后面患者就没有再做治疗，一直进行随访，始终都是HPV58阳性。2018年8月，不仅查出了HPV58持续感染，还有HPV68也是阳性，然后又喝了不少中药，主要是为了提高免疫力。2019年3月的HPV检测68型阴性，但58型还是阳性。

2019年的夏天，患者来到我的门诊，通过问诊，我不仅详细了解了她的病情，还了解到了她的诸多不易。

患者说到2019年为止已经是她感染HPV的第五个年头了，这期间她离婚了，父亲也生病了，家里一团乱。自己和老公这几年一直在吵架，因为HPV的感染，非常害怕在没治疗好的状态下，如果有性生活，会发生交叉感染，所以干脆直接把性生活也给禁了。这个观点从医学角度看似乎是对的，因为确实会发生交叉感染，但是这也带给她不小的困扰，这个小小的病毒对人的影响在方方面面都起了不良的作用。

患者讲她本身的心理压力也很大，自己感觉什么事情都很麻烦，整个人精神状态也不好，总跟老公吵得很凶，所以最后也就离婚了，而且为了治病还花了不少钱。

近5年的奋战过程中，她经历了父亲生病、自己离婚和生活的一地鸡毛，也经历了花样繁多的治疗，病毒感染依旧又回到了原点，图9是患者来诊时自己整理的就医经历。

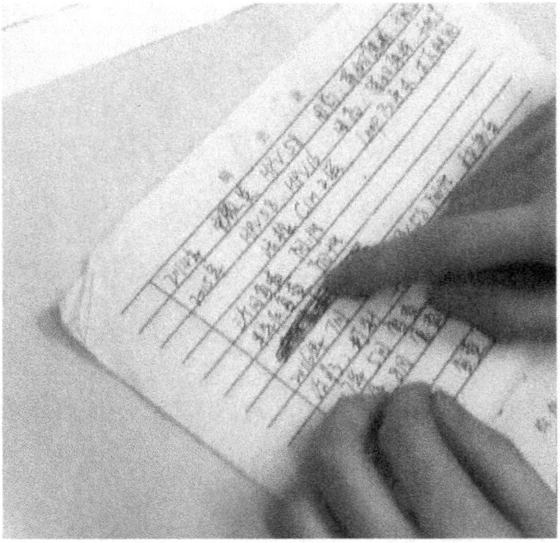

图 9　患者来诊时自己整理的就医经历

第二位患者 2011 年因为外阴瘙痒去当地妇科进行的检查，医生让查 HPV，结果显示高危型 HPV59 感染，自此开始了长达 8 年的“战斗史”，从 19 岁一直到 27 岁。

最初医生说有可能会自动清除，所以当时她并没有治疗，2012 年复查时又是高危 16 型阳性，2013 年又是同样的结果，患者才开始担心，也开始使用干扰素进行治疗了，毕竟连续多次检查，始终持续感染，2015 年再次检查时已经发展成 CIN1 了。

医生说，本来 CIN1 是不用锥切的，但这个感染时间太久了，担心会出问题，还是建议锥切，患者锥切术后检测依然是 HPV16 阳性。

问诊时我觉得这名患者语速不紧不慢，没有显得特别焦虑，情绪也很稳定，非常认真的向我一点点的讲述她这些年的检查和治疗等经历，后来我问她：你感染了这么多年的 HPV，还发生了宫颈病变，但我感觉你心态还是比较好的？

她笑了，对我说：刘主任，不是的。其实我有时想起来可闹心了，很烦，但忙着工作或者去忙其他一些事情时，因为忙就还好一些，就可以短暂的忘掉这件事，所以最好就是不要让我想起来，一想起就会很烦。

这个年龄对自己生命无法掌控的事情是很容易让人烦躁，甚至崩溃的。

这两个病历让我曾经思考很久，因为我一直在强调女性只要有性生活就一定要定期筛查，可以有效地避免宫颈癌的发生。对于这些筛查出 HPV 阳性，而没有病变的人，一直在定期监测中和寻找各种途径的不确定的治疗办法，一直没有清除病毒，多次往返医院看医生，也没有指南上可以执行的针对单纯 HPV 感染的治疗，患者劳心费力所做的一切努力也还是徒劳，一直生活在病毒感染和不确定的未来宫颈癌的阴影下，等待进展到宫颈病变甚至癌变才去切？这个漫长的 HPV 感染造成的疾病与心理痛苦，现实的医务人员应该思考了！我 20 多年的临床探索：采用微创为主，中西内外结合疗法也算是给了这个困惑一个答案。

第十章
患者问答

子宫切除的危害及后遗症

临床中，有不少患者都做过子宫切除术，子宫摘除的原因非常之多，恶性肿瘤、子宫肌瘤等，在疾病问题上，当摘除子宫是唯一选项时，是因为生命权一定是第一位的。

但是有些问题我们一定要慎重抉择，讲个典型病例。50 多岁的女性，因为宫颈发生了低级病变及子宫肌瘤做了子宫全切术，但是术后不到一年的时间，在阴道残端又检测出了 HPV 高危型别的感染，活检显示高级别病变，患者非常疑惑。

她问我：刘主任，我是子宫全切掉了，怎么还能查出病毒来呢？而且又病变了？这我可怎么办啊？

这个问题在临床中很常见，因为 HPV 的特点就是嗜上皮和黏膜性，它可以感染外生殖器的任何部位，虽然子宫切除了，但是阴道残端还有感染的可能和风险，在 HPV 持续感染的情况下，也容易发生病变，甚至癌变，因为 HPV 的持续感染才是真正的病因所在，手术切除病变只是暂时和姑息的治疗，不是针对病因——HPV。

如图 10 所示，为子宫在盆腔中的纵截面，单就关于子宫的机械支撑和占位的作用：子宫不仅仅是生孩子的容器，除了生育功能还有机械支撑等的作用，一旦切除掉，前面的膀胱和后面的直肠这两个空腔脏器就会去“侵占”原来子宫的位置，变得松弛，继而影响到患者的排便和排尿等问题，容易造成排便和排尿不畅。

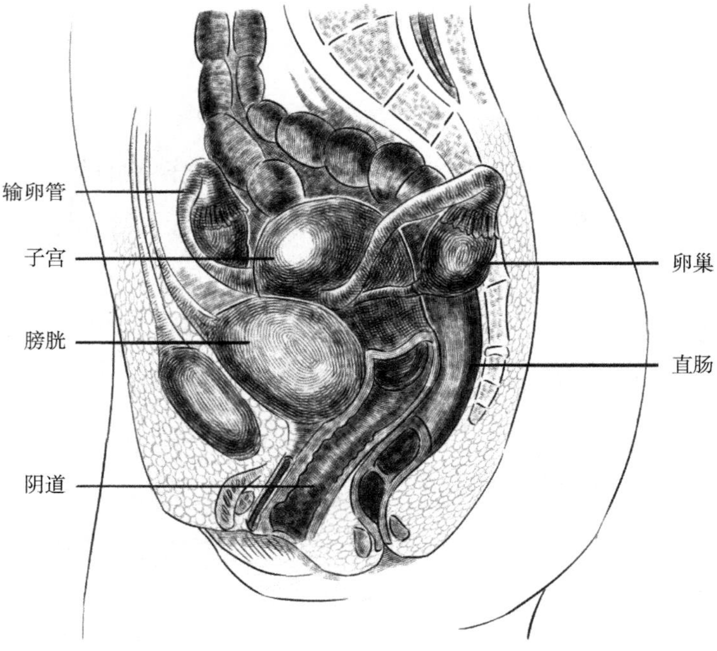

图 10　子宫在盆腔中的纵截面

所以探索出一个尽量不损伤宫颈的治疗宫颈病变的方法，一直是我的医学专业追求，原则是：早发现、早微创等治疗，最终清除病毒，免得一次一次切宫颈，最终子宫“陪葬”。

临床中还发现有些患者第一次锥切后，只要 HPV 持续感染，宫颈再发生病变或癌变的时间更短，经常 1 ~ 2 年时间里再次宫颈高级病变，需要再次锥切，我分析原因如下：宫颈锥切一次后，变短变薄，上皮基底生发层和免疫屏障破坏，局部免疫力更低，所以很快就再次病变。所以我还是强调早发现，针对病变的对症治疗和针对病因的病毒治疗，才是理想治疗方法。

当然如果这种情况发生在年龄大的或没有生育需求的女性身上，同时又合并子宫肌瘤或附件问题，就成了子宫和附件全切的当今临床实际中“最好适应证”。但当今女性的寿命平均在 80 岁左右，老年女性的生活质量还是很重要的关注内容，所以盆腔内无子宫附件等器官支撑产生的负面影响也应该考虑一下。

家中有 HPV 感染者需要注意什么？

HPV 主要通过表皮的伤口或擦伤处感染上皮细胞，而且 HPV 的感染非常常见，因为它是在自然界广泛存在的病毒，感染率也很高，20% ~ 80% 性活跃的人有 HPV 感染史。

虽然大部分人群是一过性感染，但对于一个家庭来说，尤其有老人、小孩这种免疫力比较低的家庭成员时，防止家庭内部 HPV 交叉感染是值得注意的问题。

HPV 的传播途径已经非常明确，主要是通过密切接触传播，而性接触是最直接的一个传播途径，所以说 HPV 是一种通过性传播感染性疾病，与性行为因素有关。还有接触 HPV 污染物品传染，比如健康人接触到 HPV 感染者污染的物品而感染。尤其家庭中有尖锐湿疣患者，在日常护理中，应做到与患者内衣裤、毛巾等个人用品分开使用、清洗。比较少见的是母婴的垂直传播，主要是指孕妇在孕晚期，外生殖道 HPV 感染，尤其尖锐湿疣特别多的情况下，孩子经过产道时间过长的话，容易引起孩子呼吸道乳头瘤病。

一些常用消毒剂，包括乙醇、异丙醇和戊二醛制品等是无法灭活病毒的，但是 HPV 对次氯酸和过氧乙酸等其他化学物质很脆弱。因此，家庭可用含氯的消毒液，如常见的 84 消毒液即可。

如果有家庭成员感染了 HPV，为了预防交叉感染和促进自动清除病毒，在日常生活中要做到以下几点。

（1）固定性伴侣。夫妻一方有 HPV 感染时，及时让伴侣去医院进行检查，治疗期间最好不过性生活，需要时使用避孕套。

HPV 在温暖潮湿的环境中易存活保留致病性，故男女两性的外生殖器是最易感染的部位，所以男性包皮过长者建议做包皮环切，有助于预防感染；女性有宫颈炎症时也要及时治疗，提高宫颈抵抗力。

（2）注意做好家庭内部的清洁卫生，防止对衣物等生活用品的污染。

患者的内衣裤要单独清洗，可用热水烫煮或用含氯消毒液浸泡等方法消毒，清洗完毕后在充足阳光直射下暴晒半小时以上。不要和小孩及其他家庭成员的内衣物混在一起洗。

卫生用品如毛巾、浴巾、牙刷、剃须刀等要消毒隔离，勤晒洗被褥，分开使用浴盆、脸盆，马桶圈每天擦洗消毒等。家用洗衣机建议每两三个月可以消毒一次。

（3）HPV 患者要保持健康的生活方式，不吸烟喝酒，饮食规律，积极适量运动，提高自身免疫力。

注意手部的清洁卫生，上厕所前后都要洗手，不将病毒带入带出。女性平时不要冲洗阴道，不滥用抗生素，否则会破坏阴道微生态环境，降低 HPV 的自我清除率。平时只需用温的清水清洁外阴即可。

不穿过紧的、化纤面料的内裤，尽量少使用卫生护垫，勤换内裤及时清洗，保持私处的干燥清爽。男性应选择纯棉、宽松的平角内裤，不穿过紧的裤子，内裤不要和袜子一起清洗，要单独清洗消毒。

HPV 是通过破损皮肤、黏膜感染的，主要的传播途径还是性传播，所以日常接触如吃饭、握手、拥抱、使用共同的办公用具、家庭设施等不会感染。

HPV 感染与道德有关吗？

80% 的女性一生中都会有一过性感染，绝大多数女性可以自动清除，只有 20% 左右的女性发生持续感染。

疾病面前无关乎道德，HPV 的传播与性行为密切相关，但不表示一定就是道德败坏，因为一次性行为就可以导致 HPV 的感染。而且 HPV 感染除了性接触的主要途径，同时还有间接传播的其他途径。

所以感染 HPV 也不要有太大的心理负担，不要讳疾忌医，应正确认识，正确对待，遵医嘱治疗。

高危型 HPV 感染不易自动清除的十大诱因

（1）过早性生活：年轻的宫颈脆弱，抵抗力低，容易造成宫颈炎、阴道炎。

（2）多性伴侣：感染各种病原体的机会增加，引起宫颈炎、阴道炎。

（3）高危性行为：不正确使用安全套，增加生殖道感染各种性病的机会。

（4）多次人流、口服避孕药和多产：宫颈反复受损伤，使 HPV 不易自动清除，而经常口服避孕药等激素会加速 HPV 复制增生。

（5）宫颈炎、阴道炎：局部免疫力降低，HPV 感染更容易持续。

（6）合并性病等，如艾滋病、梅毒、衣原体、支原体、生殖器疱疹、尖锐湿疣等，这些都严重降低免疫力，尤其宫颈局部免疫力。

（7）经常阴道冲洗，造成菌群失调，引发念珠菌阴道炎、细菌性阴道病等使外生殖道免疫力降低。

（8）乱用抗生素，容易造成菌群失调，如经常发生念珠菌性阴道炎。

（9）不良生活习惯：抽烟、喝酒、饮食不规律、吃凉、受冷；天冷不注意保暖：如露脐露腰装，夏天空调温度很低等这些都会降低抵抗力；门诊中很多患者告诉我：每当腰腹部受冷，吹空调等就小腹胀痛，甚至腹泻，排气增多，腰酸腰疼等，中医讲这是下焦寒，西医可能考虑盆腔炎、子宫附件炎等的症状。

（10）体育锻炼不足、睡眠不足、睡眠不规律等不良习惯，这都造成免疫力低下。

大学生还在上学，用查 HPV 吗？

如果发生过性行为，需要检查；如果没有发生过性行为，通常不做宫颈部位的 HPV 筛查。

HPV 感染需要忌口吗？

患者通常不需要忌口，女性建议少食冷饮。

HPV 感染怎么早日自动转阴呢？

（1）早睡早起，不熬夜，可以有效提高免疫力。

（2）少去卫生消毒不合格的泳池、温泉等场所，避免再感染。

（3）忌烟酒。

（4）积极适量运动，而非大量运动。

（5）好好吃饭，饮食要规律，营养丰富且均衡。

听说半年无性生活，HPV 感染就会自愈，是真的吗？

HPV 感染的自愈，也就是我们常说的自动清除，它主要与感染者的免疫力密切相关，大多数的患者可以自动清除，但是 20% 的感染者无法自动清除。

不会因为无性生活就自动清除，无性生活只能减少新的病原体感染和炎症刺激等。只要病毒进入外生殖器的黏膜，病毒的清除与否已经跟性生活多少没有关系。实际上，伴侣其中一方发现有 HPV 感染后，双方都应进行 HPV 的检测，如果都有感染，双方都应接受治疗。建议治疗期间的女性不要发生性行为，是为了避免感染扩散。

HPV 只有女人传染给男人，不会男人传染给女人？

HPV 是一个嗜皮肤和黏膜特性的病毒，只要是皮肤及黏膜部位均可以感染 HPV，HPV 在温暖潮湿的环境中特别容易保持活力，所以外生殖器是最易感染的部位，不分男女。男性感染后少数也可以发生阴茎癌、龟头癌，只是因为生理结构的外在，容易清除，不易发生这么严重的后果，如果男性感染后处于携带状态，可以通过性生活传染给女性。由于女性宫颈的生理结构的内在性，持续感染高危 HPV，容易造成严重的后果，如宫颈病变甚至宫颈癌，因为内在性的生殖器官感染 HPV，也很容易通过性生活等密切的皮肤黏膜接触而传染对方。所以 HPV 在男女之间像打“乒乓球”一样传递着。

脖子上长小肉粒就是因为感染了 HPV 吗？会得宫颈癌吗？

很多中年女性的腹股沟处、腋下或颈部会长一些小肉（刺）赘，是属于良性改变，叫做丝状疣。虽然丝状疣同样是由 HPV 感染引起的，但它主要是由皮肤的低危型 HPV 导致的，和感染宫颈并造成宫颈病变甚至宫颈癌的 HPV 类型是不一样的。所以，不能说脖子上长了丝状疣，就会得宫颈癌。但我想强调一点：当皮肤上丝状疣、扁平疣、寻常疣都很多时，应警惕宫颈 HPV 感染的发生，因为这类人对 HPV 感染的清除率低，表面可见的部位都长出各种疣，那宫颈作为人的内在隐私、阴暗潮湿的地方，如果感染 HPV，更不易清除，且不易主动发现。

感谢信

<1>

终于忙完，能安静下来给刘主任写感谢信了。

刘主任治愈了我的病毒，治愈了我内心的恐慌。去年10月鬼使神差去做检查，医生就说白带不是很好要做个HPV检查，其实做这个检查的时候，我并不了解它到底是什么。我内心最坏的打算就是宫颈糜烂。一周以后结果出来，医生看了直接说做活检吧，看看是否病变。那个时候我才意识到可怕，又等了一周，去做了活检，去拿结果的时候我还在想没事的，我这么年轻，不会有事的。拿到结果的我，当场傻掉，医生看到我的检查单把她办公室的患者都轰了出去，我整个人呆在那里，开始跟我讲这是个什么病，接下来要做什么检查，做什么手术，讲了严重程度，我知道很严重，但是我一句听不进去，只听到如果再不手术接下来就是癌症了。

我当时很害怕，有很多疑问，但是也不知道该问什么。最后医生给了我一个条，上面全是医院内看这个病的医生，我拿着检查单出来坐在马路边。一直在想为什么是我，想到这里内心还在惊悸。冷静了好久，打了车回家，到家我妈就一句话，说："吃饭吧，没事的，发现的早，会好的，事来了就面对。"下午去医院找专家排了很久的队，想了很多。我姐怕我说不清让我把问题都写在了纸上。去见了医生，把问题都一一问了，医生说必须锥切，我问切了能否就好。给我的回复是一般没啥问题，我很怕自己不属于这个一般的行列。开了很多的单子说了很多的注意事项。我一直强调一定要做手术吗？他给我的回复是一定必须，否则这样下去很难控制。我从问诊室出来，我姐打听各个医院，说或许可以找刘彦春医生去看看，与此同时，我也挂了北京其他医院知名的专家去看了，回复都是一个答案：锥切。冷静下来查了锥切的后遗症，知道了锥切还不一定能转阴，生育的话宫颈短要做环扎。我还年轻，要生育，有很长的路要走，不想把太多的时间消耗在这个病毒上面。后来在网上看到了很多关于刘主任的治疗方法介绍，也有患者的分享。这是个自媒体时代，说真的会有一些怀疑，这么多三甲医院，知名专家给到的治疗方案就是锥切，唯有这位刘医生讲的是没必要手术，心中会有疑惑，会有不信任，也怕是虚假广告。但是当时的心情，我想只有患者自身会理解，已经这样了，多试几个总没错。于是我周四就当即去了地坛医院，等在刘主任的问诊室门口，陆续来了几位患者，问了旁边的人，告诉我都是HPV感染患者，型号不一样，有一位是在刘主任这里治疗好的2级病变，这次过来复查。亲耳听到真实病例治好，且仅用了2个月的时间，那一刻我的内心有了一丝亮光。这位姐姐跟我讲了特别多的治疗过程、治疗原理，真可谓是久病成医，让我初步了解并建立信心我是可以痊愈的。见了刘主任，也和小助理建立了联系，活检的一个月以后再去治疗，这一个月简直是煎熬。每天活在焦虑过程中，父母每天都安慰我，让我放宽心，后来调整了自己的作息，吃饭格外注意。

一个月后去了医院，记得很清楚，1月5日7点左右就到了，很多患者，护士带我们一个个进去主任问诊室，主任看了我的最近的检查单、病历本，说幸亏发现的早，还要生孩子吧，你这个再恶化下去就是宫颈癌了。我说主任，我这个可以治好吗，主任说只要你配合按时治疗就可以好，年轻没问题的。接下来缴费，等待打针治疗。现场20多位是第一次治疗的，什么情况都有，有的锥切还没转阴，有的感染很多年，型号各有不同。我听下来好像只有我是3级并累及腺体，心里还是忐忑，属我的严重。

接下来的治疗是一个月做一次微波，一周打两针，在网上看到过局部提高免疫力可以更快消灭病毒。第一个月按时吃药（大家都说吃乌苯美司会掉发，我想无所谓吧命重要，后来吃了三个月，什么感觉没有，头发还在我头上长着，所以吃药还是看自身情况）、打针、喝中药（这个药喝了三个月一天没落过）。过了一个月做TCT，紧张的等待结果，结果是不明确意义，累及腺体细胞阴性，然后问了小助理、打针的护士，现场发号的护士，还有位资深的护士姐姐，给我的回复都是现在是病变和没病变之间了，比你之前好太多了，你坚持下去会好的。这一刻我的心晴了三分之一，好在病变要没了，癌症应该距离我很远了。后来每周都盼着去打针，去了医院看到这些可爱的打针护士才是这周最有安全感的事情。这种心情，我想只有病友能体会。每次去了都有一些病友聊天，有的是宫颈HPV转阴，其他几个部位没转阴的，大家互相打气，交流经验。最激动的一次是主任带了两位病友去了候诊区，一位是感染HPV18一级病变，一位是感染好多年一直没好，在主任这里治疗两个月就好了，当时那种激动，大家很开心，就像阴霾很久看到阳光样的畅快。看到这样的转阴病例，再次给我了一剂强心针，感觉充满了信心。与此同时，还分享给了同一批治疗的小伙伴，她说谢谢你分享给我的好消息，是我坚持下去的动力。就这样，接下来的日子慢慢变得从容，变得有信心，每周三看转阴分享，每一次都是鼓励，每一次都是我坚持下去的动力。后来一直在安慰自己，尽人事听天命，我已经很努力很积极的去治疗了，一定会好的吧。

过完年回来接着去打针，打完最后一针就是三个月了，然后等大姨妈，实在没等到就去开了检查单，我还问开检查单的姐姐觉得我这次能好吗？护士姐姐说肯定好，希望在穿裙子前你们都转阴了。然后去做了检查，一周终于到了周五，颤抖的手打开了结果，当时检查了五个，我在想先看哪个能缓解心情，内心纠结了3秒先看TCT，未见病变，阴性。然后宫颈阴性，肛周阴性，外阴阴性，阴道阴性。一个个打开一个个阴性，看到了最想看的结果，非常激动，和家人用颤抖的声音打了电话，那种重获新生的感觉，希望病友早日体会到。然后周日去买了向日葵花束送给了刘主任，感谢主任给女性带来了光明，向日葵象征阳光生命力。见到主任我除了说感谢，什么话也讲不出来，感觉除了一直说谢谢其他语言无从表达这种感恩的心情。谢谢刘主任，谢谢所有的护士小姐姐。只有生了一场大病以后才知道生命的可贵，才知道能遇上好医生是多么的幸运。人总说，要先看见后相信，这次我选择了先相信后看见，这种相信没让我失望。再次感谢，给我带来明媚阳光的刘主任和她的团队！助手老师，这个是写给主任的感谢信，一时没控制住写了这么多！再次感谢您们！

＜2＞

2020年11月体检，检查出HPV18阳性。在这之前，2018年5月在当地医院做宫腔镜手术前的各项检查时，顺带查了 HPV 和 TCT，当时护士说，检查报告有问题会通知我们，没问题就不另外通知。出院的时候，没有给我检查报告，我以为我是健康的。得到这样的体检结果，我开始怀疑之前的医院。又去医院病例档案管理处，打印当时的报告，果然当时就是 HPV18 阳性。随后，看到了刘主任关于 HPV 的科普，一口气看了她的所有视频，立马在当地预约活检。活检结果和我想象的一样糟糕，离癌症真的是很近很近，当地医院让锥切。哭了很多次后我决定到北京找刘主任。老公也很支持。随后就打电话挂号，2021 年 2 月 5 日，正当年前疫情紧张的时刻，老公陪着我，上北京找主任做了第一次微波治疗，随后连续打针 6 次，在 3 月 28 日做第二次微波治疗前，做了 HPV 和 TCT 检测，病变清除的同时，HPV18 阳性也转为阴了。本来今天要进门诊室，好好感谢一下主任，由于清明假期，找主任看病的人实在多，没法进去打扰。感谢主任拯救了我。

< 3 >

我从 2019 年检测出 HPV，将近两年没有清除，宫颈阴道镜活检低级别病变。因为自己也是学医的，知道这病毒很难缠，心里当时压力也特别大，于是多方打听，于 2021 年 2 月份找到刘彦春主任，开始做治疗。经过一个周期的微波治疗、打针和辅助治疗。月经干净后去检测 HPV，结果呈阴性，TCT 显示正常，当时特别激动，也觉得不可思议，没想到在刘主任这里一个治疗周期。就转阴了！刘主任不愧是行业的权威！看到报告单，心里如释重负。之前因为这病毒的困扰都焦虑了。

特别感谢主任，刘主任看病很仔细，做治疗也是亲自做，态度和蔼。有责任心和耐心，不厌其烦的解答问题。不仅技术精湛，而且医德高尚，帮助患者做疏导，打消心理顾虑，还有整个团队的工作人员也都特别敬业，真的发自内心非常感谢主任及团队的护士，您们辛苦了！

<4>

主任在清除 HPV 方面真的很厉害，我太感谢主任了，我的 HPV 感染全部转阴。

<5>

检查出 HPV 感染已经三年了，没想到很快就发生病变了，幸好在网络上看到了主任关于 HPV 的科普，直接去北京找了主任，经过三个月的治疗病变和病毒全部清除。

<6>

治疗之前在当地医院做了活检，宫颈 2 级病变，阴道 1 级病变及高危型 HPV 感染。在当地需要手术治疗，因为害怕，一直拖着没做，后来在网上看到刘主任的微波治疗介绍，不会伤害宫颈，所以抱着试试的心态挂了号。做第一个疗程时，检测了外阴和肛周 HPV，肛周有高危感染。做完第 1 个月复查 TCT 就没有病变了，坚持做完 3 个月后复查 HPV，全部转阴。非常感谢主任和每一位医生。她们每一个人都非常专业负责，每天治疗那么多患者，非常辛苦、不容易！我也会介绍给

身边有需要的姐妹们的。希望都能少走弯路。避免手术这种对身体不必要的伤害。尽量使用药物治疗。

<7>

刘主任的治疗方法太有效了！知道得这个病的时候心理压力特别大，因为对这个病也不是很了解。一个巧合的机会在网上搜索到了刘主任的治疗方法，立刻决定找刘主任看病。去年因为疫情，真正开始治疗是从4月底开始，到现在痊愈历时1年多，虽然治愈过程有点长，但是治愈后的心情是无法比拟的，非常感谢刘主任！

<8>

2020年10月查出HPV58阳性，CIN2级病变累及腺体。2021年4月10日开始在刘主任这里治疗，主任很理解患者，在治疗中和患者有很好的沟通，通过主任的治疗方法，第一个月病变就好了，共三个月就转阴了。非常感谢主任及护士们的辛苦付出。

<9>

困扰我3年的病，终于好了，我是HPV16阳性，2级病变并且累及腺体。去找主任做了3个疗程，四个部位的HPV都好了，病变也没有了。衷心感谢刘主任，还有各位给我打针的护士，谢谢你们！

<10>

我是怀着万分感激的心情对刘彦春主任的感谢，今年三月份查出

宫颈高危型HPV感染，同时伴有2级病变。医院要求锥切手术，我也准备4月初手术。就在准备做手术的前一个周六（4月3日），我有幸约到了刘主任的最后一个宝贵的号，并且得到了主任充满希望的口吻，一定帮我治好。经过两个疗程的微波和打针治疗，我的身体状况出现了明显的改善。腰不疼了，晚上不起夜了，大腿和全身都比之前有劲儿了。六月初停药七天做了检查，TCT和HPV都正常了。我当时不敢相信自己能这么快就恢复，心里的石头终于落地了。被刘主任救治好的患者有很多，也有锥切后出现病变来找刘主任医治的，我们都把最后一根救命稻草寄托在了刘彦春主任身上。我只是其中治疗好的一位，希望大家相信刘主任和她的治疗方案，把病毒彻底清除。再次感谢和蔼可亲的刘主任。

感恩刘主任和她的团队。把困扰我六年的病毒清除掉了，一起治疗的好多姐妹都清除了病毒，她是女患者的大救星！真心为患者治病！治疗过程中时刻叮患者需要注意的事项。可是刘主任身体也不是很好，她每天吃药还坚持在门诊为大家治疗，真的是当代好医生！好医生带出的好团队！感恩有您们！

参考文献

[1] 中华医学会皮肤性病学分会，中国医师协会皮肤科医师分会，中国康复医学会皮肤性病委员会．中国尖锐湿疣临床诊疗指南(2021 完整版)[J]. 中国皮肤性病学杂志，2021,35(4):359–374.

[2] 耿建祥，王旭波．人乳头瘤病毒检测及其临床应用 [M]. 北京：人民卫生出版社，2009.

[3] 艾伯特・辛格，阿什法克・M・卡恩．宫颈与下生殖道癌前病变诊断与治疗 [M]. 天津：天津科技翻译出版有限公司，2017.

[4] 金力．生殖道 HPV 感染与宫颈病变金力 2017 观点 [M]. 北京：科学技术文献出版社，2017.

[5] 刘锡光，刘忠，田厚文．人乳头瘤病毒感染及其防治 [M]. 北京：人民卫生出版社，2009.

[6] 张为远，吴玉梅．宫颈病变与宫颈癌 [M]. 北京：人民卫生出版社，2012.

[7] E.J.Mayeaux,Jr, J.Thomas Cox. 现代阴道镜学 [M]. 北京：北京大学医学出版社，2016.

[8] 曹泽毅．中华妇产科学，上册 .3 版 [M]. 北京：人民卫生出版

社,2014.

[9] 曹泽毅. 中华妇产科学, 中册 .3 版 [M]. 北京: 人民卫生出版社,2014.

[10] 曹泽毅. 中华妇产科学, 下册 .3 版 [M]. 北京: 人民卫生出版社,2014.

[11] 魏丽惠, 李明珠, 王悦.《世界卫生组织子宫颈癌癌前病变筛查和治疗指南(第 2 版)》解读 [J]. 中国医学前沿杂志(电子版),2021,13(9):44–48.

[12] 张建民, 张祥盛, 曹登峰. 外阴、阴道和宫颈诊断病理学图谱 [M]. 北京: 北京科学技术出版社,2018.

[13] 石一复. 外阴阴道疾病 [M]. 北京: 人民卫生出版社,2005.

[14] 廖书杰. 人乳头瘤病毒与子宫颈癌疫苗 [M]. 北京: 科学出版社,2014.

[15] 郎景和, 隋龙, 陈飞. 实用阴道镜技术 [M]. 北京: 人民卫生出版社,2019.

[16] 杨玲, 皇甫小梅, 张思维等. 中国 20 世纪 70 年代与 90 年代子宫颈癌死亡率及其变化趋势 [J]. 中国医学科学院学报,2003,25(4):386–390.

后记

从事皮肤性病20多年来，我发现广大百姓预防性病的知识非常缺乏，可能因为涉及性健康知识的教育缺乏，如学校和家庭都没有给孩子切实的相关教育，只有通过网络自学，得到的都是支离破碎的知识点。所以多年来我一直注重性病、艾滋病的科普宣传，从给大学生、高中生去讲座，到现在在各种自媒体平台上做了多年的科普。但是我发现对于性病这件事儿，一代一代都需要科普，从我工作之初是给20多岁的孩子看病，到我现在还是在给20多岁的人在看病，长江后浪推前浪，一代一代的年轻人甚至老年人，很多都缺乏预防性病、艾滋病的健康知识，这也提醒我这个领域的任务是持久的，需要我们皮肤性病的医生持续科普下去。有关性病、艾滋病的科普知识曾跟朱学骏导师合编《性病百问》，希望它作为科普知识的载体保护人们的性健康。

但近十多年来，我又把性健康的科普集中在HPV感染这个领域，因为HPV这个病毒感染在女性的外阴、阴道、宫颈，甚至肛周、肛管上均可以造成病损，表现为尖锐湿疣和各级病变，尤其宫颈病变甚至癌变，现在发现宫颈癌越来越年轻化，其实HPV

这个病毒感染造成的疾病可以涉及皮肤科、妇科、肛肠科、泌尿科等，在目前的状态下这个病被人为分为上述各科诊治，但因为它的传染性，属于传染病的范围，上述各科还不接诊，所以患者经常不知道去哪里就诊，辗转在各科之间，并且治愈率不高，复发率高，也是在这样的情况下，又激发我的临床探索激情：如何把这个病毒感染造成的病损治愈率提高？我作为工作在以传染病为主要特色的北京地坛医院的皮肤性病科就发挥了作用，承担了HPV感染在不同部位的病损诊治。

这里我要感谢广大的患者，他们是我的衣食父母。因为他们的信任，我担当了妇科医生的角色，治愈了无数的阴道宫颈尖锐湿疣；又担当了肛肠科医生的角色治愈了无数的肛门周围尖锐湿疣、肛门内尖锐湿疣，甚至巨大尖锐湿疣；又担当了泌尿科医生的角色治愈了无数的尿道口及尿道前端的尖锐湿疣；偶尔还要把口腔医生的角色使出来：对付口腔内的尖锐湿疣；偶尔串场作为耳鼻喉医生的角色操起鼻镜去除鼻腔内的疣体；当儿童患尖锐湿疣时，我还要充当儿科医生等，这样积累了对于这类感染的较全面、可靠的临床诊治经验，改变了原来此类疾病复发率极高，诊治难的状态。HPV这个传染性病毒在这些接触到的各个部位皮肤黏膜的共同表现，在我们皮肤性病科再也不是难题了。

但是随着临床诊治的探索中，一类新问题又引起我的思考：原来外阴有尖锐湿疣的女性，同时发现宫颈感染高危HPV，部分发生病变，甚至宫颈癌也越来越向年轻化发展，同一个病毒因为同样的行为造成的结局不同，所以我的科普又集中在HPV感染在宫颈病变及预防宫颈癌的领域，发挥了我的妇科医生经历的作用。

同样的 HPV 感染密切相关的宫颈病变的治疗，目前常规的治疗方法：对于宫颈 HPV 感染，单纯感染没有任何治疗方法，在等待自然清除的过程中，一部分人就进展到宫颈病变，甚至宫颈癌，同时病毒携带的状态下带给患者巨大的心理与疾病压力，以及恐惧发展成为宫颈癌。其实病毒携带状态下持续释放病毒在流行病学上也一直被认为是潜在的传染源。

当发生宫颈病变的情况下，现有医疗的指导指南上，就是手术切除，包括宫颈冷刀锥切术和宫颈环形电切术（简称 LEEP）等，这种思路还是局限在癌症领域上的范围。各种切割手术不可避免的要切掉部分宫颈组织（甚至很多正常的宫颈组织被切掉，因为刀切无法如绣花般细致），而宫颈是生育功能的重要关口，这对女性带来的危害不小，尤其对年轻未婚未育女性，由于宫颈被切掉一部分甚至大部分，造成宫颈变短变薄，宫颈瘢痕收缩、狭窄等改变，使宫颈的功能缺失，宫颈机能不全，未来生孩子会引起早产、流产等。

这样我又把多年治愈各种尖锐湿疣及各部位尖锐湿疣的临床经验应用到治疗宫颈病变上，积累总结了一套治疗宫颈病变，甚至清除宫颈 HPV 的微创为主，中西内外结合疗法，10 多年的宝贵经验已经证明这套方法能够及早地在保持宫颈原形态的基础上，不损害宫颈正常结构的基础上去除病变，最后清除 HPV，阻断了患者得宫颈癌的结局。同时减少了 HPV 在社会面上的潜在传播。

大量的成功临床病例更增加了我在这方面的信心，写此书的目的也是希望这样的治疗方法让更多患者受益，甚至告诉广大的妇科医务工作者能够以此方法去治疗宫颈病变，甚至清除病毒，让我们年轻女性的宫颈保持一个更完整的状态，以迎接未来美好家庭和正常的生育任务，同时预防宫颈癌，早日实现世界卫生组织（简称 WHO）关于 2030 年加快实现消除宫颈癌的目标。

书中避免不了有错误之处，恳请广大读者批评指正。